코가 뚫리면
─인생도─
─뚫린다─

코가 뚫리면 _인생도_ _뚫린다_

이상덕 지음

비타북스

낮에도 밤에도 시원하게 숨 쉬는 삶을 위해

'의사 집이 바로 무의촌(無醫村)이다'라는 말이 있다. 집안에 의사가 있으면 가족의 건강을 잘 살필 것 같지만 의외로 가족은 제대로 살피지 못한다는 것을 보여주는 말이다. 나는 여기에 한 술 더 떠, 하루에도 수십 명의 콧속을 들여다보면서 정작 내 코는 방치했다. 말하기조차 부끄럽지만 나는 한때 심각한 만성 비염 환자였다. 특히 코가 많이 막혔고 코골이 소리까지 커서 아내가 잠을 못 자 지칠 정도였다.

당시 내 코는 콧속 비강 점막이 붓는 비후성 비염이 아주 심한 상태로, 코막힘 스프레이를 1년 넘게 써서 약물성 비염까지 겹친 상태였다. 수술을 더 이상 미룰 수 없었다. 수술을 결심하고 나니 누구에게 맡길 것인지 생각이 많아졌다. 우리 병원에는 대학병원

교수 출신 비염 수술 전문가가 한둘이 아니었다. 하지만 나는 경력이 가장 짧은 후배에게 수술을 부탁했다. 우리 병원 의료진에 대한 믿음이 확고했기 때문이다.

수술은 잘 끝났고, 회복 역시 순조로웠다. 그렇다고 해서 회복 기간 동안 겪은 통증이 가벼웠던 것은 아니다. 내가 수술한 환자를 처치할 때면 "자, 잠깐이면 됩니다. 조금만 참으세요. 곧 좋아질 거예요"라고 말했지만, 잠깐이라는 그 순간은 너무나 길었고, 참는다고 통증이 덜해지지도 않았으며, 시간이 지날 만큼 지나야 완전히 회복됐다.

십몇 년 전, 코 전문의가 비염 수술을 받아야 했던 사연은 결코 자랑할 만한 일은 못 되지만, 수술을 받으면서 환자가 되어보니 몰랐던 걸 알 수 있었다. 아무리 힘들어도 제때 병원에 오지 못하는 사정, 수술을 앞둔 환자의 걱정과 불안, 코 패킹을 새로 할 때마다 나도 모르게 찔끔 흐르던 눈물……. 코 수술이 불가피한 환자를 볼 때면 내가 비염 수술을 받았던 기억이 오버랩된다.

나는 의사 입장이지만 같은 병을 앓고 수술까지 받은 덕분에 환자의 사정에도 깊이 공감하게 되었다. 그래서 환자를 볼 때면 더더욱 수술까지 가지 않고 잘 치료해야 한다고, 자칫하면 호미로 막을 일을 가래로도 막지 못할 수 있다고 강조하고 또 강조한다.

우리는 코로나19 팬데믹으로 2020년 1월부터 3년 이상을 초긴장 상태로 보냈다. 그래서 비염이나 축농증 같은 만성 콧병을 갖고 있지 않더라도, 호흡기 질환이 얼마나 큰 고통을 가져오며 어떻게 우리 삶 전체를 뒤흔들 수 있는지 절실하게 체험했다.

3년 4개월 만에 코로나19는 종식됐지만, 이번에는 독감이 사계절 내내 유행했다. 독감은 대개 11월과 이듬해 4월, 두 차례 정점을 이루며 유행하는데 양상이 바뀐 것이다. 엔데믹을 선언한 2023년 5월부터 곧바로 독감이 급속도로 퍼지기 시작하더니 계절을 넘기도록 유행이 지속됐다. 코로나19 팬데믹 기간 동안 모두들 마스크를 쓰고 개인 위생에 힘쓴 덕에 독감이 자취를 감추면서 독감에 대한 면역력이 떨어졌기 때문이었다. 철저한 방역이 가져온 역설이다.

게다가 매연과 미세먼지, 황사가 증가하고, 지구온난화로 평균 기온이 올라가면서 콧병 환자가 늘고 있다. 냉난방 시설이 잘 갖춰지면서 생활은 편리해졌지만, 이로 인해 실내외 온도 차가 커진 것도 콧병 환자가 증가하는 데 영향을 미쳤다.

그래서 만성 콧병을 '문명병'이라고 부른다. 문명이 발달하면서 오히려 코에 좋지 않은 쪽으로 환경이 바뀌고 생활 패턴도 변해 콧병이 증가했기 때문이다. 콧병은 병원에서 치료받는 것도 중요하지만 코에 좋지 않은 환경이나 습관을 바꾸는 것이 더욱 중요하다. 환자를 진료할 때마다 이런 점을 자세하게 설명하려고 노력하지만 진료 시간은 정해져 있고 진료실 밖에서 기다리는 환자도 생각해야 하니 한계가 있을 수밖에 없다.

환자를 진료할 때 못 다한 이야기를 이제 글로 풀어보려 한다. 이 책은 만성 콧병과 코골이, 수면무호흡증 등 코에 관한 모든 내용을 담고 있다. 정보가 넘쳐나는 시대에 굳이 이 책을 쓴 것은 부정확한, 혹은 잘못된 건강 정보로 오히려 병이 악화된 환자를 많이 봐왔기 때문이다. 꼭 필요하고 정확한 정보를 쉽게 풀어내려고 노력했다. 처음부터 차근차근 읽으면 가장 좋겠지만 증상과 관리, 치료 방법으로 구성돼 있으니 목차를 보고 필요한 부분부터 골라 읽어도 무방하다. 코 때문에 고생하는 모든 이들이 이 책을 곁에 두고 코로 시원하게 숨 쉬고, 아침까지 깨지 않고 단잠을 자는 날을 맞이했으면 좋겠다. 그야말로 코가 뚫려 인생도 뚫리는 날을 경험해보길 바란다.

2024년 1월

이상덕

차례

4장 | 코골이와 불면증 없는 삶을 위해

1장

꼬리에 꼬리를 무는 콧병

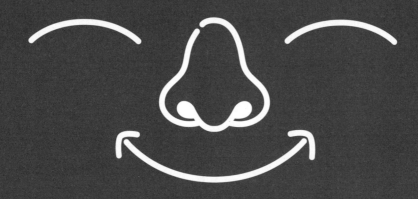

코의 다양한 기능을 이해하는 것이 코 치료의 시작

'코 뻥, 인생 뻥' 인생 역전 드라마

"차라리 코를 떼어내버리고 싶습니다."

이게 무슨 소린가. 코를 치료하는 이비인후과 의사를 찾아와 코를 없애는 게 낫겠다니. 진료를 막 시작한 아침, 진료실 의자에 앉은 중년 남성 환자에게서 잔뜩 쌓인 피로가 느껴졌다. 코로 숨 쉬지 못하고 연신 입으로 숨을 쉬느라 입술은 바짝 말라 있었고, 눈가에는 다크서클이 짙었다. 환자가 던진 한마디만으로도 오랫동안 겪어왔을 지난한 시간을 충분히 짐작하고도 남았다.

코는 누구나 알다시피 숨 쉬고 냄새를 맡는 기관이다. 한시도 쉬지 못하고 일하는 우리 몸의 소중한 기관이다. 눈은 쉬고 싶을 때는 얼마든지 감고 있어도 된다. 귀 역시 쉬고 싶을 때는 귀마개로 소리를 차단하면 된다. 입은 말하거나 먹을 때 외에는 당연히 닫고 있다. 오히려 건강을 위해서도, 품위를 위해서도 되도록 입을 쉬게 하라고 권유할 정도다. 하지만 코는 다르다. 한순간이라도 코가 일하기를 멈추면 그 순간, 생명은 위험에 빠진다. 인간은 다른 하등동물과 달리 호흡의 99% 이상이 코를 통해 이루어진다. 피부의 땀샘을 통해 산소를 공급받는 피부 호흡을 전혀 하지 않는 것은 아니지만, 전체 호흡에 기여하는 비율이 1%도 안 된다. 때문에 코가 일하기를 멈추는 것은 곧 생명의 종말을 의미하며, 코가 고장 나는 것은 정도의 차이는 있지만 삶을 지탱하는 기둥에 문제가 생기는 것이나 다름없다. 그래서 코를 떼어내버리고 싶다는 그의 토로는 '나 좀 살려달라'는 SOS 신호로 들렸다.

환자의 증상을 듣고, 코 내시경으로 콧속을 살펴봤다. 코 내시경은 가는 관 끝에 카메라가 달려 있어서 콧속의 상태를 손바닥 보듯 볼 수 있기 때문에 콧병을 진단하는 데 기본적으로 사용하는 의료기기다. 내시경이 코 안쪽 비강으로 들어가자마자 코물혹이 앞을 가로막았다. 껍질을 벗긴 포도알 모양으로 반투명하고 창백하게 생긴 코물혹이 여러 개 보였다. 내시경을 더 안쪽으로 밀어 넣어보니 부비동 입구가 막혀 있었다. 축농증인 것이다.

축농증은 CT-검사로도 확인됐다. 건강한 코의 부비동은 공기가 가득해서 CT-검사상 검게 보이는데, 환자의 부비동은 콧물이 가득 차 있어 회색으로 보였다. 게다가 콧속 공간을 좌우 두 개 공간으로 나누는 벽 같은 구조물인 비중격도 휘어 있었다. 축농증에 코물혹, 비중격만곡증까지 3단 콤보였다. 콧속의 숨길이 죄다 막혀 있으니 어찌 제대로 숨 쉴 수 있겠는가. 이렇게 증상이 악화되기까지는 족히 여러 해가 걸렸을 것이다. 하지만 중앙부처 공무원으로 쉴 틈 없이 일해야 했던 그는 치료를 제대로, 무엇보다 꾸준히 할 시간이 없었다. 그러다가 숨 쉬는 것조차 힘겨운 지경에 이르자 더는 참을 수 없어 병원을 찾은 것이다.

이 환자는 약물 치료로는 더 이상 효과를 기대할 수 없어서 바로 수술을 해야 했다. 축농증 수술과 코물혹 제거 수술, 비중격 교정술, 이 세 가지 수술을 한 번에 했다. 수술은 잘 됐고, 회복역시 순조로웠다.

계속 밀려드는 환자들을 진료하느라 기억에서 희미해질 즈음 그가 다시 병원에 찾아왔다. 수술 전 진료실을 찾았을 때와는 다른 사람이 된 듯 인상이 바뀌어 있었다.

"코가 뻥 뚫리고 나니 제 인생도 뻥 뚫렸습니다." 시원한 목소리에 힘이 넘쳤다. 사연은 이랬다. 그동안 승진 기회를 몇 번 놓치고 힘들었는데 축농증 수술을 받은 뒤에는 집중력이 좋아지고 생활에 활력이 살아났다. 무엇보다 아침 두통이 사라졌고, 만성 피로도 없어졌다. 가족과 동료들이 갑자기 사람이 바뀌었다고 놀랄 정도였다. 수술을 받은 후 1년도 채 안돼 바라던 승진까지 했다. 그는 일이 술술 잘 풀린 것이 모두 코 수술 덕분이라 하며, "코 뻥, 인생 뻥의 역전 드라마"라는 말로 정리했다.

물론 코 수술을 한 번 했다고 모든 일이 만사형통 풀리는 것은 아니다. 하지만 콧병이 심하면 일상생활이 편안하게 유지되기 어렵다. 콧병이 악화될수록 일상의 균열은 커진다. 반대로 콧병이 해결돼 숨이 편안해지면 일상도 자연스럽게 흐른다. 이 차이는 겪어본 사람만 안다.

코의 다양한 기능

코가 하는 가장 중요한 일은 당연히 숨 쉬는 것이고, 그다음은 냄새를 맡는 것이다. 먼저 코의 호흡 기능에 대해 알아보자.

사람은 코로 마신 공기를 폐로 보내 산소를 흡수한 뒤 다시 코를 통해 이산화탄소를 내보낸다. 코는 공기가 들어오는 첫 관문이다. 코로 들어온 공기는 온도와 습도가 일정하지 않다. 아침저녁으로 다르고, 계절에 따라 다르고, 날씨에 따라서도 다르다. 아주 차갑거나 너무 뜨겁거나 혹은 너무 건조한 공기가 바로 들어가면 폐는 견디지 못할 것이다. 공기 중에는 먼지나 황사, 바이러스, 세균 등 온갖 유해 물질이 가득한데 이런 것들이 곧장 몸속으로 들어가면 이런저런 병을 일으킨다. 이를 최전선에서 방어하는 것이 바로 코다.

코가 하는 일을 하나하나 풀어보자. 가전제품에 비유하면 이해하기 쉬울 것이다.

첫째, 코는 가습기다. 코로 들어온 외부 공기는 대체로 너무 건조해서 그대로 폐로 들어가면 숨 쉬기 어려워진다. 건조한 공기는 콧속을 지나면서 순식간에 적당한 습도로 촉촉해진다. 콧속 비강에서 눈 깜짝할 새 이런 일이 이루어진다. 콧구멍을 따라 코 안으로 들어가면 어른 주먹 반만 한 크기의 빈 공간이 나오는데, 여기가 바로 비강이다. 비강 표면은 점막으로 돼 있으며, 이 점막에는 눈에 보이지 않을 정도로 작은 샘이 빼곡하게 있다. 이 샘에서는 항상 점액이 나온다. 이것이 바로 콧물이다. 건강한 성인은 하루에 1000cc 정도의 점액이 나와서 코로 들어온 공기의 습도를 조절한다.

둘째, 코는 냉풍과 온풍이 나오는 온도조절기다. 히터도 되고 에어컨도 되는 온도조절기로, 상황에 따라 자연스럽게 기능이 전환된다. 외부 공기는 온도가 일정하지 않다. 때로는 너무 차갑고,

때로는 너무 뜨겁다. 하지만 코를 지나면서 체온과 비슷한 정도로 일정하게 온도가 맞춰진다. 아주 뜨거운 사우나에 들어갔을 때를 떠올려보라. 뜨거운 열기에 숨이 턱턱 막혀서 오래 있지 못하고 뛰어나오고 만다. '코'라는 온도조절기가 감당할 수 없을 정도로 공기가 뜨겁기 때문이다. 하지만 평소에는 코의 온도 조절 기능이 적절하게 발휘돼 편안하게 숨 쉴 수 있다.

셋째, 코는 공기청정기다. 호흡하기 위해 들이마신 공기에는 먼지, 황사, 매연, 꽃가루 등 온갖 유해 물질과 감염성 질병을 일으키는 바이러스, 세균 등이 섞여 있다. 코는 이런 것들을 막아주고 걸러내는 공기청정기 역할을 한다.

호흡으로 들이마신 공기가 가장 먼저 마주치는 것은 콧구멍의 코털이다. 코털은 1차로 입자가 제법 큰 먼지를 거른다. 다음으로 비강에서 콧물과 섬모가 바쁘게 움직인다. 비강 점막에서 나오는 콧물은 흡입한 공기의 온도와 습도를 맞추는 데 60~70% 정도 쓰인다. 이렇게 하고 남는 것이 하루에 300~400cc 정도다. 약간 끈기가 있는 점액으로 이루어진 콧물에는 락토페린, 면역글로불린A 등 다양한 면역 단백질이 들어 있다. 콧물은 비강 표면을 덮어 바이러스나 세균이 비강 점막에 침투하지 못하게 막는 면역 기능을 수행하며, 동시에 다른 유해 물질을 흡착한다.

이렇게 공기 속 유해 물질을 거른 콧물은 섬모에 의해 목으로 운반된다. 섬모는 비강 점막에 촘촘하게 나 있는 아주 가늘고 짧은 털로, 굵기가 머리카락의 500분의 1에 불과하다. 섬모는 빗자루로 쓸 듯 콧물을 목 뒤로 내려보낸다. 이렇게 콧물이 코에서 목으로 넘어가는 데는 20분 정도가 걸린다.

이처럼 코는 가습기, 히터와 에어컨 기능을 겸한 온도조절기, 공기청정기 등 다양한 기능이 하나로 합쳐진 아주 효율적인 멀티 가전제품이다. 게다가 특별히 온도나 습도 등을 설정하지 않아도 내장된 프로그램이 외부 조건에 맞춰 알아서 척척 작동한다. 그런데 문제는 이 멀티 가전에 이상이 생길 수 있다는 것이다. 하나의 기능만 탈이 나는 게 아니라 도미노가 무너지듯 연쇄적으로 고장 나기 쉽다. 코가 고장 나면 일상이 흔들리게 되는 것은 바로 이 때문이다.

재채기, 콧물, 코막힘… 콧병 악순환의 서막

대기나 실내가 건조하면 서서히 코에서 이상 신호가 온다. 환절기에 일교차가 크게 벌어지거나, 에어컨이나 난방기를 틀어 실내외 온도 차가 커지면 예민한 사람은 재채기를 하거나 콧물 혹은 기침이 나고, 코막힘을 호소한다. 이 중 어느 증상이 먼저 나타나는지는 개인에 따라 다르다. 콧물과 기침이 먼저 신호를 보낼 수도 있고, 재채기가 시작을 알리기도 한다. 코막힘이 앞설 수도 있다. 하지만 어느 것부터 시작하든 결국 모든 증상이 앞서거니 뒤서거니 따라온다.

오랫동안 콧병을 앓아온 환자는 대개 두 가지 이상의 콧병을 달고 산다. 가장 흔한 것은 만성 비염이나 만성 축농증에 비중격만곡증이 동반되는 경우다. 축농증 환자는 비염도 함께 있기 일쑤다. 코막힘이 심한 축농증 환자 중에는 코물혹이 발견되는 비율도 높다. 최악의 경우, 비염에 축농증, 그리고 비중격만곡증과 코물혹이 함께 있는 경우도 드물지 않다. 비염이나 축농증 한 가지만 있기보다는 두 가지 이상의 콧병을 함께 앓는 경우가 더 많다.

콧병이 혼자 오지 않는 이유는 무엇일까. 콧속에 있는 여러 구조물이 각기 따로 떨어져 있는 것이 아니라 점막으로 연결돼 있기 때문이다. 연쇄적으로 여러 콧병이 발생하는 과정을 이해하려면 먼저 코 구조를 살펴봐야 한다.

코라고 하면 얼굴 한가운데 삼각형 모양으로 자리 잡은 코가 먼저 떠오른다. 이를 의학용어로 바깥 코, 즉 '외비'라고 한다. 외비를 손으로 만져보면 위쪽 절반에선 딱딱한 뼈가 느껴지고, 아

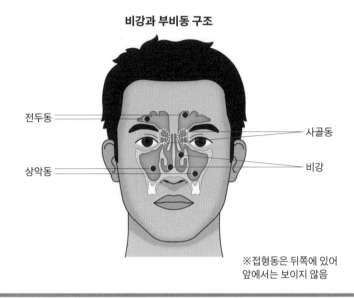

비강과 부비동 구조

전두동

사골동

상악동

비강

※접형동은 뒤쪽에 있어
앞에서는 보이지 않음

래쪽 절반에선 물렁물렁한 뼈, 즉 연골이 느껴진다. 콧구멍을 거
울로 비춰보면 코털이 몇 가닥 보이기도 한다. 여기까지는 육안
으로 관찰할 수 있다.

콧구멍을 따라 안으로 들어가보자. 여기서부터는 육안으로 볼
수 없다. 이비인후과에서 진료할 때 쓰는 코 내시경 같은 도구를
사용해야 볼 수 있다.

콧구멍 안으로 들어가면 빈 공간이 나오는데, 이를 '비강'이라
고 부른다. 콧구멍이 두 개로 나뉘어 있듯, 비강도 좌우 두 개로

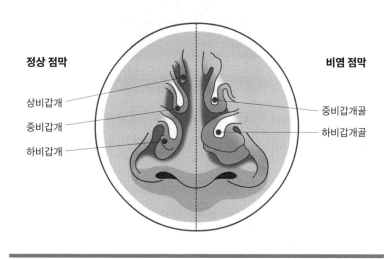

정상 점막과 비염 점막 비교

정상 점막

상비갑개

중비갑개

하비갑개

비염 점막

중비갑개골

하비갑개골

나뉘어 있다. 비강과 콧구멍을 좌우로 나누는 얇은 판 모양의 구조물을 '비중격'이라고 한다. 비강의 가운데 쪽 벽인 비중격은 매끈하고, 바깥쪽 벽은 울퉁불퉁하다. 바깥쪽 벽에는 도톰한 콧살이 늘어지듯 튀어나와 있는데, 아래 있는 것이 가장 크고, 안쪽으로 가면 작은 콧살이 두 겹 더 얹혀 있다. 이 세 개의 콧살을 아래에서부터 '하비갑개–중비갑개–상비갑개'라고 한다. 비강 표면은 점막으로 돼 있는데, 건강한 점막은 밝은 분홍색을 띤다.

코를 X-레이로 촬영하면 비강 주위에 여러 개의 공간이 보인

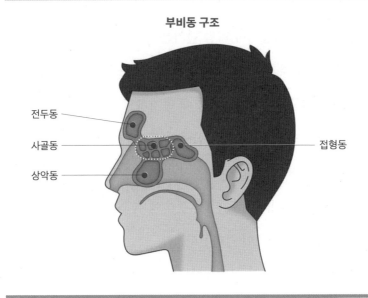

부비동 구조

전두동

사골동

상악동

접형동

다. 작은 동굴 모양의 공기 주머니인 '부비동'으로, 모두 네 쌍이 좌우 대칭으로 위치해 있다. 이 중 가장 큰 것은 안구 아래, 뺨 안쪽에 있는 '상악동'으로, 중비갑개와 하비갑개 사이에 있는 자연공을 통해 비강과 연결된다.

이렇게 외비와 그 안쪽의 비강, 부비동, 비중격은 하나로 연결돼 있다. 그래서 서로 긴밀하게 영향을 주고받는다. 예를 들어보자. 감기로 콧속 비강에 염증이 생기면 이것이 연결된 부비동으로 번져 축농증이 발병할 수 있다. 또 비염으로 하비갑개가 부으면 옆에 있는 상악동 입구가 막혀 축농증이 생기기도 한다. 비강을 둘로 나누는 비중격이 비강 한가운데 똑바로 서 있지 않고 좌우로 휘거나 일부가 두꺼워진 비중격만곡증도 다른 콧병에 영향을 미친다. 비중격이 휘면 숨 쉴 때 공기가 원활하게 흐르지 않아 비염이나 축농증이 악화된다. 심하면 없던 비염이나 축농증이 생길 수도 있다. 또 비염으로 비강 점막에 염증이 생기면 물혹이 자라나 비강을 막아버리기도 한다. 콧속에 물혹이 있으면 부비동이 환기되지 않아 축농증이 악화된다.

이처럼 콧병은 혼자 오지 않는다. 감기와 비염, 축농증, 비중격만곡증, 코물혹은 마치 돌림노래처럼 서로 영향을 주고받는다. 하나의 콧병이 다른 콧병을 부르고, 그 콧병이 처음의 콧병을 악화시키는 악순환이 이어지는 것이다. 그 결과, 대수롭지 않게 여겼던 콧병에 발목이 잡혀 일상이 흔들리고 만다.

비염, 알레르기 비염이 전부는 아니다

감기는 아닌 것 같은데 기침이나 재채기가 나거나, 콧물이 흐르거나, 코가 막히면 '음, 비염인가?' 하는 생각을 많이 한다. 한 발 더 나아가 '아무래도 알레르기 비염인 것 같아' 하고 스스로 진단을 내리기도 한다. 가장 흔하면서도 많이 알려진 콧병이 비염, 그중에서도 알레르기 비염이기 때문일 것이다.

비염은 점점 흔한 콧병이 돼가고 있다. 비염은 생활환경이나 기후, 대기오염에 많은 영향을 받는다. 술, 담배, 불규칙한 생활, 스트레스 등에 의해서도 쉽게 악화된다. 그래서 비염을 '문명병' 혹은 '생활 습관병'이라고도 한다.

비염은 콧속에 있는 '비강'이라고 하는 공간에 염증이 생기는 질환이다. 비강은 비중격에 의해 좌우 두 개의 공간으로 나뉜다.

비강 측벽, 그러니까 비중격과 마주하는 쪽에는 선반 모양의 콧살이 세 겹으로 늘어져 있다. 이렇게 늘어진 콧살을 '비갑개'라고 하는데, 맨 밑에 있는 하비갑개가 가장 크고 염증도 가장 많이 생긴다.

비염은 비강에 염증이 생기는 원인에 따라 몇 가지로 구분된다. 누구나 일 년에 한두 번쯤 걸리는 감기 역시 비염의 일종으로, 바이러스에 감염돼 비강에 염증이 생겼다는 의미에서 '감염성 비염'이라고도 부른다. 물을 많이 마시고 푹 쉬면서 감기약을 먹으면 7~10일이면 낫는다.

우리가 걱정해야 하는 것은 바이러스가 아닌 다른 원인에 의해 발생한 비염이다. 가장 흔한 것이 알레르기 비염이다. 다음으로 혈관운동성 비염과 비후성 비염이 많고, 이밖에 약물성 비염, 미각성 비염 등이 있다.

알레르기 비염은 알레르기를 일으키는 물질, 즉 알레르겐(항원)을 코로 흡입했을 때 비강 점막이 과민하게 반응하면서 염증이 생기는 것이다. 알레르기를 일으키는 물질은 집먼지진드기, 꽃가루, 반려동물의 털이나 분비물, 곰팡이, 바퀴벌레 등 다양하다. 알레르기 비염 환자라고 해서 모든 항원에 다 알레르기가 있는 것은 아니다. 사람마다 반응하는 항원이 다르다. 항원에 노출되면 재채기를 하거나 콧물이 나거나 코가 막히는데, 이를 비염의 3대 증상이라고 한다. 때로는 눈이나 코가 가렵기도 하지만 감기와 달리 열이 나거나 전신이 쑤시는 증상은 없다.

혈관운동성 비염은 건조하고 찬 공기나 먼지, 강한 향, 술 등의 자극에 의해 비염의 3대 증상이 나타난다. 모든 연령대에 발생할 수 있으나, 주로 성인에게 발병한다. 흔한 증상은 코막힘, 콧물이고, 재채기나 눈·코 가려움은 흔하지 않다.

이처럼 알레르기 비염과 혈관운동성 비염의 증상은 무척 닮았다. 코 내시경으로 콧속 비강을 들여다봐도 별로 다르지 않다. 임상 증상만으로 이 둘을 구분하는 것은 거의 불가능하다. 그런데 알레르기 비염과 혈관운동성 비염은 치료 방법이 다르기 때문에 정확하게 진단하는 것이 매우 중요하다. 이 두 비염을 구분하는 가장 확실한 방법은 알레르기 검사다. 몇 가지 검사 방법 중 가장 많이 이용하는 것은 알레르기 피부 반응 검사와 혈액 검사다. 알레르기 피부 반응 검사는 팔이나 등의 피부에 여러 종류의 항원을 떨어뜨린 뒤 피부가 붉게 변하거나 붓는 것으로 알레르기를 진단한다.

비후성 비염은 비강의 하비갑개가 만성적으로 부어 두꺼워진 비염이다. 하비갑개가 두꺼워지면 숨 쉴 때 공기가 드나드는 통로가 좁아져 코막힘이 나타난다. 비후성 비염이 심해지면 자다 깨기를 반복하는 등 밤에 깊이 자기 어렵다. 그러다 보니 일찍 잠자리에 들었는데도 낮에 졸리고, 집중력이 떨어지며, 하루 종일 두통을 호소하는 환자도 많다.

약물성 비염은 약물 부작용으로 생기는 비염으로, 코막힘이 심할 때 쓰는 비충혈제거제(일명 코막힘 스프레이)의 오남용이나 고혈압약, 피임약 등의 약물 부작용으로 생긴다.

코막힘 스프레이는 코막힘이 심할 때 뿌리면 즉시 코가 뚫리기 때문에 비염 환자들이 많이 사용한다. 그런데 반복해서 사용하다 보면 내성이 생겨 더 자주 더 많이 뿌리게 된다. 이렇게 코막힘 스프레이를 오남용하면 약물 반작용으로 코막힘이 더욱 심해진다. 이런 비염은 어떤 약물로도 치료되지 않아 수술이 불가피하다.

고혈압약이나 피임약 등을 복용한 뒤 비염 증상이 나타나기도 한다. 이런 경우는 비슷한 효과를 내는 다른 약으로 바꿔 복용하면 1~2주 내 증상이 사라진다.

비염의 3대 증상 중 다른 증상은 거의 나타나지 않는데 콧물만 많이 나오면 미각성 비염일 가능성이 크다. 미각성 비염은 특히 맵고 뜨거운 음식을 먹을 때 식사하기 불편할 정도로 콧물이 많이 나온다. 미각성 비염은 콧물 분비를 억제하는 항콜린성 약물로 치료하는데, 식사하기 20~30분 전에 항콜린 스프레이를 코에 뿌리면 콧물이 흐르지 않아 편안하게 식사할 수 있다.

콧병의 다양한 증상과
오해 바로 알기

'유전'이라는 오해를 받는 까닭

우리는 무슨 질병이 생기면 부모가 같은 질병으로 고생한 적이 있는지 떠올려보고, 친가나 외가의 내력까지 살펴본다. 콧병도 마찬가지다. 비염이나 축농증 같은 만성 콧병이 있으면 가계의 병력을 떠올려보고는 "역시 유전의 영향이 크군" 하면서 유전자 탓을 한다.

아주 잘못된 얘기는 아니다. 특히 알레르기 비염은 가족력이 영향을 크게 미친다. 하지만 부모가 비염이나 축농증이고 자녀역시 비염이나 축농증인 것은 유전자의 영향이라기보다는 같은 공간에서 비슷한 패턴으로 생활하기 때문인 경우가 더 많다.

콧병 환자를 진료하다 보면 가족이 모두 다 콧병으로 병원에

오는 일이 아주 흔하다. 때로는 가족들이 돌아가면서 콧병 수술을 받기도 한다. 몇해 전, 축농증 수술을 받은 한 환자가 아들을 데리고 찾아왔다. 아들 역시 축농증이었다. 축농증 중에도 알레르기 면역 반응과 관련된 호산구성 축농증은 유전적 요인이 있을 수 있지만, 이 부자는 그런 사례가 아니었다. 코에 나쁜 환경이나 습관을 공유했기 때문이라고 해석할 수밖에 없었다.

콧병을 유발하는 요인은 일일이 열거하기 어려울 정도로 많다. 어느 요인이 얼마나 영향을 미치는지 단정적으로 말하기 어렵지만, 환경이나 습관의 영향이 점점 더 커지고 있는 것은 분명하다. 이는 현대인을 둘러싼 환경이나 현대인의 삶이 악화일로에 있다는 의미이기도 하다. 그래서 점점 더 콧병 환자가 늘어나고 있다.

유전적 영향이 큰 콧병인 알레르기 비염을 예로 들어보자. 일반적으로 부모 중 한 명이 알레르기 질환을 가지고 있으면 자녀 역시 알레르기 질환을 앓을 확률이 50~60%다. 부모 양쪽 다 알레르기 질환을 가지고 있으면 확률은 75~80%까지 올라간다. 알레르기는 어렸을 때 아토피 피부염으로 시작해, 성장하면서 천식으로 발현되다가, 나중에는 알레르기 비염으로까지 번진다. 이를 알레르기 행진이라고 한다. 물론 유전적 영향이 없는데도 알레르기 비염이 생기는 경우도 많다.

그런데 어렸을 때는 알레르기 비염 증상이 없다가 20대나 30대, 때로는 40대가 되어서 알레르기 비염이 시작되는 환자가 증가하고 있다. 이는 태어날 때는 없던 알레르기가 성인이 돼서 생겼다기보다는 그동안 잠자고 있던 알레르기가 어느 순간 깨어나면서 알레르기 비염이 시작되었다고 봐야 한다. 아주 강한 항원에 노출되거나, 코에 좋지 않은 환경이나 습관이 누적된 상황에서 항원이 트리거로 작용하면 알레르기가 깨어난다. 이처럼 유전 평계를 대기 쉬운 알레르기 비염마저 생활환경이나 습관의 영향력이 커지고 있다.

콧병이 생명을 위험에 빠뜨리거나 일상을 파괴할 정도로 위협적인 경우는 거의 없다. 그저 재채기나 기침이 나고, 콧물이 흐르며, 코가 막히는 정도다. 온갖 위험한 질병에 비하면 대수롭지 않아 보이는 증상이지만 매일매일 이런 증상으로 고통받는 환자의 얘기를 들어보면 그렇게 가볍게 여길 수만은 없다. 사소해 보이는 증상 때문에 일상이 흔들리고, 삶의 질이 크게 떨어진다. 결코 하찮게 봐서는 안 될 콧병의 증상을 제대로 이해해보자.

에취와 콜록 사이

코를 깃털로 쓰다듬는 듯 코가 간질간질하더니 이윽고 "에취" 하고 재채기가 터진다. 목에 뭔가 있는 듯한 이물감이 느껴지면서 "콜록" 하고 기침이 나온다. 이 둘은 비슷하면서도 다르다. 같지 않다는 것은 알겠는데, 뭐가 어떻게 차이 나는지는 설명하기 어렵다. 그런데 "에취"와 "콜록"만 정확하게 구별해도 내 콧속에서 벌어지는 일의 많은 부분을 알 수 있다.

사실 재채기든 기침이든 귀찮고 성가시기는 마찬가지지만, 이 둘은 우리 몸의 건강을 유지하는 데 필수적인 반응이다. 이물질이나 먼지, 강한 향 등이 숨 쉬는 공기를 타고 콧속으로 들어가거나 차고 건조한 공기가 콧속으로 들어가면 콧속 점막이 자극을 받아 "에취" 하고 재채기가 나온다. 해로운 물질이나 자극에 대한 반사작용인 것이다. 기침도 이와 비슷하다. 콧물이 코 뒤쪽으로 흘러 목으로 들어가거나 목에 이물질이 들어갔을 때 이를 뱉기 위해 기침이 나온다. 이쯤이면 짐작하겠지만, 재채기는 코의 반사작용이고, 기침은 목의 반사작용이다. 재채기는 코로, 기침은 목으로 들어오는 유해한 자극을 막기 위한 방어선인 것이다.

게다가 재채기나 기침으로 뱉어내는 힘은 상당히 강하다. 재채기로 나오는 물방울(비말)을 살펴보자. 큰 것(직경 0.1mm)은 2m,

이보다 작은 것은 최대 8m까지도 날아간다. 재채기하는 모습을 특수 카메라로 찍은 영상을 보면 코나 입에서 나온 비말이 공기 중에 원뿔 모양으로 퍼진다. 호흡기로 들어온 유해한 물질을 최대한 멀리 보내서 호흡기로 다시 들어오지 못하게 하려는 것이다.

이제 재채기와 기침이 어떤 콧병에 걸렸을 때 나타나는 증상인지 알아보자. 먼저 재채기는 감기나 비염에 걸렸을 때 나타난다. 감기와 비염을 구별해서 썼지만 앞서 설명했듯 감기는 비염의 일종이다. 비강에 염증이 생기는 것은 비슷한데, 다만 감기는 바이러스에 의한 감염성 비염이라는 점이 다르다. 기침은 주로 감기나 축농증에 걸렸을 때 나온다. 감기에 걸리면 처음에는 재채기로 시작해서 점차 진행되면 기침이 나온다. 콧물이 코 뒤쪽으로 흘러가는 후비루에 의해 기침이 나오는 것이다.

축농증은 콧속에 있는 부비동이라는 작은 공기 주머니에 염증이 생겨 끈적한 염증성 분비물이 고이는 질환이다. 농이 고인다고 해서 축농증이라고 한다. 정확한 병명은 '부비동염'이다. 부비동에서 나온 끈적한 콧물이 목으로 흘러가면(후비루) 기침이 난다. 누워 있을 때나 아침에 일어났을 때 기침이 더 많이 나온다면 후비루에 의한 기침을 의심할 수 있다. 누우면 서 있을 때보다 콧물

부비동 비교

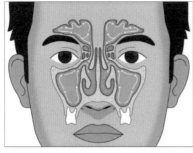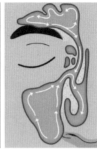

정상인 부비동

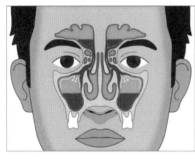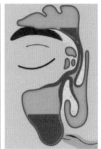

축농증인 부비동

이 목으로 더 쉽게 흘러가기 때문이다.

감기에 의한 기침은 잘 쉬면서 약물 치료를 하면 길어도 일주일에서 열흘만 지나면 낫는다. 문제는 축농증에 의한 기침이다. 감기에 걸려 약을 먹었는데도 2주 이상 계속 기침이 나오면 감기가 아니라 급성 축농증일 가능성이 크다. 그냥 '감기가 오래가나

보다' 하고 내버려두었다가는 축농증이 만성화될 수 있다. 축농증과 감기는 치료약이 완전히 다르기 때문에 제대로 진단받고 치료해야 한다.

콧물 색깔이 말해주는 것

콧물은 깔끔하고 단정한 인상을 한번에 깨뜨리는 힘이 있다. 중요한 대화를 하거나 극적인 순간에 훌쩍하고 콧물을 늘이마시거나 허둥지둥 휴지를 꺼내 코를 닦으면 일순간에 분위기가 흐트러진다. 콧물은 이처럼 강력한 존재감을 발휘한다. 그런데 콧물은 다양한 콧병을 구분하는 데도 매우 중요한 역할을 한다. 콧물의 점도나 색, 냄새 등을 살펴보면 어떤 콧병 때문에 콧물이 나오는지 어느 정도 짐작할 수 있다.

코안에서는 항상 일정한 양의 콧물(점액)이 나오는데, 정상적인 상태에서는 이를 느끼지 못한다. 콧물이 비정상적으로 많아지거나 끈적해지거나 냄새가 나는 것은 코가 병원균이나 유해 물질의 공격을 받았다는 증거다. 외부의 공격이 시작되는 즉시 코는 면역 체계를 가동시켜 공격에 대항해 싸울 전사(면역 물질)를 내보낸다. 다양한 면역 물질이 포함돼 있는 콧물은 면역 체계의 한 부분을 담당한다. 침입자의 공격이 있으면 콧물의 양을 증가시키고 성분을 변화시켜 공격을 막아내려고 애쓴다.

먼저 물처럼 맑은 콧물이 주르륵 흐른다면 감기 초기나 비염일 가능성이 크다. 이런 콧물을 '수양성 콧물'이라고 하는데, 감기에 걸리면 수양성 콧물로 시작해 점차 진행되면서 콧물이 끈적해지거나 누렇게 변하기도 한다. 콧물과 함께 열이 나고 기침이나 코막힘, 두통, 목 통증, 전신 근육통이 동반된다면 감기일 가능성이 크다. 수양성 콧물이 나올 때 감기 다음으로 흔한 원인은 비염이다. 시도 때도 없이 맑은 콧물이 2주 넘게 계속 나온다면 감기가 아니라 비염으로 봐야 한다. 특히 콧물과 함께 발작적인 재채기가 나고, 눈이나 코가 가렵다면 비염 중에서도 알레르기 비염일 가능성이 매우 높다.

콧물 중에는 끈적하고 색이 다소 노란 것도 있다. 감기가 진행되면 수양성 콧물에서 이런 콧물로 변한다. 그런데 끈적하고 노란 콧물이 2주 이상 계속되면 감기가 아니라 급성 축농증일 가능성이 높다. 급성 축농증이 좋아졌다 나빠지기를 반복하거나, 급성 축농증을 제대로 치료하지 않고 내버려두면 만성 축농증으로 악화된다. 축농증으로 인한 콧물은 대체로 노란색을 띠지만 때로 녹색으로 보이기도 한다.

이번에는 콧물의 냄새에 주목해보자. 대부분의 콧물은 별다른 냄새가 나지 않지만 간혹 역한 냄새가 나기도 한다. 냄새가 나는 것은 콧물 속에 해로운 균이 많기 때문이다. 콧물에서 심하게 냄새가 난다면 부비동의 염증이 악화됐다고 볼 수 있다. 하수구 썩는 냄새 같은 심한 악취가 나면 충치나 치주염이 원인이 되어서 생기는 치성 부비동염이나 부비동에 곰팡이가 번져 생기는 진균성 부비동염일 가능성이 있다. 축농증이 아닌데도 콧물에서 역한 냄새가 난다면 콧속에 이물질이 들어가 오래되었거나, 콧속에 악성 종양이 있을 가능성도 배제할 수 없다.

때로는 콧물이 말라붙어 코딱지가 생기기도 한다. 공기가 아주 건조하면 콧속이 당기고 코딱지가 잘 생긴다. 그런데 코딱지가 녹색을 띠면서 냄새가 난다면 위축성 비염이 아닌지 확인해봐야 한다. 위축성 비염은 콧속 점막이 오그라들어 점액을 정상적으로 분비하지 못해서 발생한다. 아직 원인이 정확하게 규명되지 않아 확실한 치료법도 없다. 다만 콧속에 수분을 충분히 공급하고, 물을 많이 마시며, 실내 습도를 40~60%로 유지하면 증상을 완화할 수 있다.

코막힘, 코 증상의 끝판왕

다양한 코 증상 중에서 가장 고통스러운 것은 코막힘이다. 코가 막히면 코로 시원하게 숨을 쉬지 못해 답답한 것부터 시작해 여러 가지 증상이 연쇄적으로 나타난다. 숨을 시원하게 쉬지 못하면 체내 산소 공급이 원활하지 않아 산소에 제일 민감한 머리부터 반응하면서 두통이 시작된다. 답답함과 만성 두통의 이중주로 집중력도 떨어진다.

코막힘은 특히 밤에 더 심해진다. 밤에는 부교감신경이 활발해지면서 혈관이 확장되는데, 코 점막의 혈관 역시 확장돼 코가 더 막힌다. 또 누워 있으면 서 있거나 앉아 있을 때보다 더 많은 혈액이 코로 몰려 역시 코막힘을 가중시킨다. 자려고 누웠는데 안 그래도 답답하던 코막힘이 숨 쉬기 힘들 정도로 심해지면 잠을 자기도 어렵다. 얼핏 잠들었다가도 금세 깨기 일쑤다. 잠자는 동안 시원하게 숨 쉬지 못해 산소 공급이 부족해지면 제대로 숨 좀 쉬라고 뇌가 우리 몸을 깨우기 때문이다. 이렇게 자주 깨다 보니 다시 잠들기 어려워 불면증이 생길 수도 있다. 코가 막혀 코골이가 생기고, 수면무호흡증을 유발하기도 한다. 이쯤 되면 아침에 일어나도 개운하지 않고, 낮에도 머릿속에 안개가 낀 듯 멍한 상태로 하루를 보내게 된다.

콧속에서 대관절 무슨 일이 벌어졌길래 코가 막히는 걸까? 콧속에 바이러스나 세균 등 해로운 침입자가 들어오면 이를 물리

치기 위해 혈액 속 면역세포인 백혈구가 증가하고 혈관이 팽창해 혈액이 더 많이 몰린다. 또한 혈관의 투과성이 증가해 혈액 속 면역 물질이 점막 조직에 스며든다. 이렇게 혈관이 확장되고 혈관에서 나온 체액이 증가하면서 점막의 부피가 커지고 붓는다. 비강이나 부비동의 점막이 부으면 공기가 흐르는 길이 좁아지면서 코가 막힌다.

코가 심하게 막히면 입으로 숨 쉴 수밖에 없는데, 이는 또 다른 문제를 일으킨다. 입으로 숨을 쉬면 공기가 코를 지날 때 일어나는 중요한 과정을 모두 건너뛰고 외부 공기가 바로 폐로 유입된다. 즉, 공기 속 유해한 물질을 거르지 못하고 바이러스나 세균에 대한 1차 방어막이 사라져 감기나 독감 같은 감염성 질병에 쉽게 걸린다.

게다가 입으로 숨을 쉬면 침이 말라서 입냄새가 심해지고 충치나 치주 질환에 걸리기 쉽다. 입냄새는 음식 찌꺼기나 탈락한 구강의 상피세포가 세균과 결합해 만들어진다. 충치나 치주 질환 역시 구강 내 세균이 원인이다. 침에는 이들 세균을 억제하는 항균 물질이 포함되어 있는데, 입으로 숨을 쉬느라 늘 입을 벌리고 있으면 침이 말라서 세균이 활개 치기 좋은 조건이 된다.

이렇게 두통, 집중력 저하, 코골이, 수면무호흡증, 불면증, 입냄새 등 다양한 2차 증상을 유발하는 코막힘은 거의 모든 콧병과 관련돼 있다고 해도 과언이 아니다. 가장 흔한 것은 비염이다. 콧속 비강에 염증이 생기면 점막 표면의 혈관이 팽창해서 붓는다. 비강 점막이 부으면 숨 쉬는 공기가 통하는 길이 좁아져 코가 막힌다.

비염 중에서 가장 심하게 코막힘을 유발하는 것은 비후성 비염이다. 하비갑개 점막이 염증으로 부은 상태가 오래되면 점막이 두꺼워져 비강이 좁아진다. 심할 경우, 점막만 붓는 것이 아니라 점막 안의 뼈까지 커지기도 한다. 축농증 역시 코막힘을 유발한다. 축농증의 원인 부위인 부비동에 염증이 생겨 염증성 분비물이 증가하는데, 이것이 비강으로 원활하게 배출되지 못하고 고여 때로는 농으로 변한다. 부비동이 막히면 공기가 흐르지 못해 코가 막힌다. 부비동 입구는 비강의 하비갑개와 중비갑개 사이, 중비도의 좁은 공간에 위치해 비염이나 감기로 막히기 쉽다. 감기에 걸린 뒤 축농증이 시작되었다는 환자가 많은 것은 이런 이유 때문이다.

비염과 축농증이 발병하는 데는 코의 구조적인 문제도 한몫한다. 비중격이 휘면(비중격만곡증) 한쪽 혹은 양쪽 비강이 좁아져 비염이나 축농증이 악화된다. 때로는 비강에 물혹이 생겨 숨길을 가로막기도 한다. 물혹은 여러 개가 포도송이처럼 뭉쳐 있는 경우가 많다. 아주 큰 물혹은 콧구멍으로 보일 정도다. 이처럼 코막힘의 원인은 여러 가지고, 대개 복합적으로 작용한다. 그래서 치료가 까다롭고, 증상이 오래될수록 치료 기간도 길어진다.

감기와 만성 콧병 구별법

감기와 다른 만성 콧병을 구별할 수 있는 대표적인 증상은 발열이다. 만성 비염이나 만성 축농증은 재채기나 기침, 콧물, 코막힘 때문에 힘들기는 해도 열은 나지 않는다. 콧병 증상과 함께 열이 난다면 비염이나 축농증이라기보다는 감기라고 봐야 한다. 물론 열이 나지 않거나 미열만 있는 감기도 있지만, 열이 제법 난다면 일단 비염이나 축농증은 아니라고 봐도 된다.

그런데 열이 심하게 나는 것은 아니지만, 묘하게 얼굴에 열감이 느껴진다면 감기가 아니라 축농증을 의심할 수 있다. 특히 감기에 걸린 후 열이나 전신이 쑤시는 증상 등은 사라졌는데 얼굴의 열감과 함께 기침이나 끈적한 콧물, 코막힘 증상이 있다면 더욱 그렇다. 바로 급성 축농증이다. 급성 축농증은 양쪽 뺨 안쪽에 있는 공기 주머니인 상악동에 많이 생기는데, 상악동에 염증이 심하면 얼굴에 열감이 느껴지고 뺨이나 위턱 쪽에 통증이 나타난다.

급성 축농증은 어른보다 어린이가 많이 걸린다. 어린이가 급성 축농증을 유발하는 감기에 자주 걸리고, 부비동 입구가 어른보다 좁아서 쉽게 막히기 때문이다.

코와 입에서 나는 악취, 원인은 콧속에

입냄새는 누구나 갖고 있지만, 의학적으로는 입에서 자신이나 상대방에게 불쾌감을 줄 정도로 고약한 냄새가 나는 것을 입냄새 (구취)라고 한다. 입냄새가 심하면 사람을 대할 때 자신도 모르게 움츠러든다. 또한 입냄새는 본인보다 상대방이 더 잘 맡는다. 본인은 자각하지 못해도 대화할 때 퍼지는 참기 힘든 입냄새 때문에 상대가 멀어질 수도 있다. 입냄새는 상당히 민감한 문제라 웬만큼 친한 사이가 아니고서는 알려주기 어렵다.

입냄새는 충치나 치주염, 치석, 설태 등 구강 내 치과적인 문제 때문에 발생하는 것이 90%를 차지한다. 나머지 10%는 콧병이나 편도결석 때문에 생기는 경우다. 치과적으로 아무런 이상이 없고 칫솔과 치실을 써서 양치질을 열심히 하는데도 입에서 계란 썩는 듯한 악취가 난다면 콧병이나 편도결석이 원인일 가능성이 크다.

입냄새는 코막힘과도 관련 있다. 코가 막히면 코로 숨 쉬기가 어려워 자신도 모르게 입으로 숨을 쉰다. 특히 밤에 잘 때 코가 더 막히기 때문에 잘 때는 거의 입을 벌리고 잔다. 오랫동안 입으로 숨을 쉬다 보면 침이 말라 입안이 건조해진다. 침에는 항균 물질이 들어 있어 입냄새를 유발하는 세균을 억제하는데, 입냄새를 잡는 침이 말라버리니 구내 세균이 증가해 입냄새가 생기는 것이다.

또한 입냄새는 콧물에도 영향을 받는다. 비염이나 축농증으로 생긴 끈적한 콧물이 코 뒤로 넘어가 목 입구에 고일 수 있다. 특히 축농증으로 인해 생긴 콧물에는 세균이 많아서 축농증이 심해지면 콧물에서 역한 냄새가 난다. 충치나 치주염에 의한 치성 축농증이나 곰팡이가 원인인 진균성 축농증으로 인한 콧물은 특히 냄새가 심해서 하수구 썩는 냄새가 난다고 할 정도다. 이 냄새 나는 콧물이 입냄새를 만들기도 한다.

치과적인 문제가 아니라 다른 원인에 의해 생기는 입냄새 중 최악은 편도결석으로 인한 입냄새다. 편도는 입을 벌렸을 때 목젖 양쪽으로 도톰하게 보이는 부위인데, 어른은 퇴화해서 잘 보이지 않는다. 편도 표면에 노랗게 박힌 작은 알갱이가 보이는 경우가 있는데, 이게 바로 편도결석이다. 결석이라고 하지만 딱딱하지 않고 만져보면 치즈처럼 으스러진다. 입안의 음식 찌꺼기와 편도의 분비물, 입안에서 떨어져 나온 상피세포가 뭉치고, 이것들이 세균과 반응해서 만들어진다. 콧병과 별로 관련 없어 보이는 편도결석이지만 콧병 때문에 악화될 수 있다. 냄새나는 콧물이 목으로 넘어가 편도 주위에 머물면 편도결석이 더 잘 생긴다.

구강 질환으로 인해 생기는 입냄새는 입을 다물고 가만히 있으면 퍼지지 않는다. 그런데 콧병 때문에 생기는 입냄새는 입을 다물고 숨만 쉬어도 느껴진다. 그래서 더 견디기 힘들다.

평생 관리해야 하는
알레르기 비염

대부분의 만성 콧병이 그렇지만, 특히 알레르기 비염은 평생 꾸준히 관리해야 한다. 알레르기 비염은 특정 알레르기 물질(항원)이 코로 들어왔을 때 생긴다. 항원은 알레르기가 없는 사람에게는 어떤 해로운 영향도 미치지 않지만, 알레르기 비염 환자는 비강 점막이 과민 반응을 일으켜 재채기나 콧물, 코막힘 증상이 나타난다.

알레르기 비염은 증상만으로 정확하게 진단하기 어렵다. 몇 가지 검사가 필요하다. 먼저 알레르기 여부를 확인하고, 알레르기가 있다면 어떤 항원에 알레르기가 있는지 파악하며, 증상의 정도에 따라 적절하게 치료한다.

알레르기 여부를 진단하기 위해서는 호산구 혈액 검사를 한다. 호산구는 혈액 중 백혈구를 구성하는 성분의 하나로 염증 반응에 관여하는데, 알레르기에 의해 염증이 생길 때 증가한다. 즉, 호산구 수치가 높다면 알레르기 반응이 일어나고 있는 것이다.

알레르기가 확인되면 알레르기 항원 검사를 하는데, 피부 반응 검사와 혈액 검사(Multiple Allergen Simultaneous Test, MAST)를 많이 한다. 피부 반응 검사는 피부에 다양한 시약을 떨어뜨린 뒤 나타나는 반응을 보고 어떤 항원에 알레르기가 있는지 판단한다. 단, 검사받는 것을 힘들어하는 어린이나 피부 반응성이 떨어지는 노인, 피부병 환자 등은 피부 반응 검사 대신 혈액 검사를 한다.

항원 물질은 집먼지진드기, 꽃가루, 바퀴벌레, 동물의 털이나 분비물, 곰팡이 등 다양한데, 환자마다 알레르기를 유발하는 항원 물질이 다르며 한 종류에만 알레르기가 있기보다는 두 종류 이상에 알레르기가 있는 경우가 많다. 또 나이 들면서 새로운 알레르기가 추가되기도 한다.

알레르기 비염 환자 중 자신이 어떤 항원에 알레르기가 있는지 정확하게 알고 있는 경우는 의외로 많지 않다. 알레르기 비염을 치료할 때는 최대한 항원에 노출되지 않는 회피요법이 중요하다. 어떤 치료를 하더라도 회피요법을 실천하지 않으면 치료 효과를 온전히 기대하기 어렵다. 회피요법을 잘 지키지 않으면, 약물 치료로 비염 증상이 나아지더라도 치료를 멈추고 나면 증상이 다시 나타나기 쉽다. 이런 과정이 반복되다 보면 약으로는 더 이상 치료되지 않는 지경에 이를 수도 있다. 반대로 회피요법만 잘 실천해도 증상을 상당히 줄일 수 있다.

가장 흔한 항원은 집먼지진드기로, 환자의 80%가 이것에 알레르기 반응을 보인다. 집먼지진드기는 피부로 수분을 섭취하고, 사람의 피부 각질을 먹고 산다. 온도 25도 이상, 습도 50% 이상일 때 번식 가능한데, 65~75%일 때 가장 왕성하게 번식한다. 온도가 55도 이상이거나 영하 17도 이하면 죽는다. 또한 살아 있는 몸체는 물론 배설물과 사체에서도 항원이 나온다. 이불이나 베개 등 침구류에서 가장 많이 발견된다. 이밖에 천으로 된 소파, 인형, 카펫, 커튼도 대표적인 집먼지진드기 저장소다. 집먼지진드기를 피하려면 침구를 잘 관리해야 한다. 일주일에 한 번 60도 이상 온수로 세탁하고, 햇볕에 잘 말린다. 세탁 불가능한 천 소파는 다른 소재의 소파로 바꾸고, 집먼지진드기의 서식처가 될 만한 것은 가능한 한 집 안에 두지 않는 것이 좋다.

다음으로 흔한 항원은 꽃가루다. 알레르기 비염 증상이 봄이나 가을에 특히 심하게 나타난다면 꽃가루 알레르기일 가능성이 크다. 꽃가루 알레르기라고 하면 모든 꽃가루에 알레르기가 있는 것으로 오해할 수 있는데, 몇몇 특정 꽃에만 알레르기 반응을 일으킨다. 봄에는 소나무, 참나무, 자작나무, 오리나무 등 키 큰 나무의 꽃가루가, 가을에는 돼지풀, 쑥, 환삼덩굴 등 키 작은 잡초류의 꽃가루가 알레르기를 유발한다. 장미나 개나리, 벚꽃, 국화 등 크고 화려한 꽃은 알레르기 비염을 일으키지 않는다.

최근 기후 변화로 꽃가루 알레르기 비염이 심해지고 있다. 평균 기온이 올라가면서 꽃이 피는 기간이 길어져 꽃가루의 양이 증가했기 때문이다. 대기오염도 알레르기 비염에 악영향을 미친다. 매연이나 먼지가 심한 곳은 꽃가루의 항원성, 즉 알레르기를 유발하는 정도가 더 심하다. 그래서 도심에 사는 사람은 꽃가루 알레르기가 더 문제가 된다. 황사나 미세먼지, 대기오염은 코 점막에 비특이적 염증을 유발하는데, 여기에 알레르기 비염이 더해지면 증상이 훨씬 심해진다.

최근에는 개나 고양이 등 반려동물을 기르는 가정이 늘어나면서 이에 의한 알레르기 역시 증가하고 있다. 개나 고양이는 털뿐만 아니라 비듬과 상피, 타액, 소변 등에도 항원이 많으며, 타액이나 소변이 털에 말라붙어 멀리 퍼진다. 개나 고양이의 항원은 상당 부분(10~40%) 크기가 아주 작아서(5㎛ 이하) 몇 시간 동안 공기 중에 떠다닌다. 환기가 안되면 더 오래 남아 있다. 따라서 바닥을 청소하는 것만으로는 부족하다. 자주 환기해 공기 중 항원의 농도를 낮추는 것이 중요하다. 반려동물도 가족인 만큼 알레르기 비염이 있다고 해서 멀리하기는 어렵다. 하지만 알레르기가 심하다면 적어도 잠자는 침실에는 반려동물을 들이지 않을 것을 권한다.

반려동물 알레르기와 관련해 "어렸을 때부터 반려동물과 함께 자라면 익숙해져서 알레르기가 덜 생기지 않을까요" 하는 질문을 많이 받는데, 뭐라고 단정적으로 답하기 어렵다. 영아기부터 개나 고양이를 같이 키웠을 때 알레르기 반응이 어떻게 달라지는지에 대한 연구가 충분하지 않고, 상반된 결과가 많기 때문이다. 따라서 반려동물을 키우는 가정이라면 아기가 태어난다고 해서 특별한 변화를 생각하기보다는 생활환경을 좀 더 철저하게 관리해서 아기와 반려동물이 같이 건강하게 자랄 수 있도록 노력할 것을 권한다.

알레르기 비염의 진단과 치료

1. 주요 증상

발작적인 재채기, 맑은 콧물, 코막힘

2. 진단 방법

① 알레르기 비염인지 판별

문진, 비경, 코내시경, X-레이

혈액과 콧물의 호산구 검사, 혈청 비특이적 IgE 검사

▼

② 항원 확인

피부 단자 검사, 혈청 특이 IgE 검사

▼

③ 증상의 정도 확인

알레르기 유발 검사

3. 유형 분류

① 재채기, 콧물형

② 코막힘형

4. 치료 방법

1) 환자와 커뮤니케이션

2) 항원 회피

3) 약물 치료

① 재채기, 콧물형: 항히스타민제,

　미각성 비염 동반 시 항콜린제

② 코막힘형: 비강 스테로이드 스프레이,

　항류코트리엔제, 점막수축제

4) 면역 치료

5) 수술

① 재채기, 콧물형: 수술 효과 적음

② 코막힘형: 수술 효과 큼

①형과 ②형에 비중격만곡증 동반 시

　: 수술을 적극 고려

콧병, 병원에 가지 않아도
다스릴 수 있다

수술실에서 만난 인연, 법정 스님

방금 진료를 보고 나간 환자의 처방전을 쓰고 있는데, 먹물 옷을 입은 환자가 진료실 의자에 앉는 게 보였다. 고개를 돌려 보니 스님이었다. 주름이 깊숙이 팬 얼굴 위로 30여 년 전 마음에 새겼던 스님의 얼굴이 겹쳐 보였다. 긴 세월이 흘렀지만 형형한 눈빛은 그대로였다.

그 시절 나는 빡빡머리 고등학생으로, 학교 신문을 만드는 신문반이었다. 직접 기사를 쓰기도 했지만, 좋은 원고를 받는 것도 그 못지않게 중요한 일이었다. 그때 내게 떨어진 과제는 이분의 글을 받는 것이었다. 바로 법정 스님. 무작정 들이댄 고등학생의 원고 청탁에, 법정 스님은 대단한 지면도 아니고 일개 고등학교 신문인데도 매정하게 내치지 않고 정성을 담은 글을 써주셨다.

법정 스님은 나를 찾아오시기 전 이미 한 대학병원에서 수술을 권유받았다고 했다. 하지만 병원이 너무 호화롭다는 이유로 발길을 돌리셨다고 들었다. 수술하지 않겠다던 스님을 주변 분들이 설득해 우리 병원으로 모신 것이었다. 병원이 호화롭지 않아서였는지, 아니면 주변 분들의 권유가 간곡해서였는지, 이도 저도 아니면 우리 병원에 무언가 마음에 드는 구석이 있으셨는지 곧바로 수술 날짜를 잡으셨다.

수술은 잘됐고, 회복은 순조로웠다. 법정 스님은 한 달여간 외래 통원 치료가 끝날 무렵, 직접 서명하신 저서 5권을 선물로 주셨다. 단숨에 끝까지 읽고 싶었지만, 한 장 한 장 곱씹어가며 되도록 천천히 읽으려 애썼다. 몇해 전 스님이 입적하신 후 당신의 유언에 따라 모든 저서가 절판돼 이제는 보고 싶어도 구할 수 없는 그 귀한 책이 지금도 서가의 가장 눈에 띄는 곳에 꽂혀 있다.

통원 치료가 끝날 무렵, 법정 스님에게 불편한 증상 없이 코로 시원하게 숨 쉬려면 어떻게 해야 하는지 차근차근 설명해드렸다. 하지만 오대산 깊은 산중의 작고 소박한 암자, 바꿔 말하면 문명의 이기를 멀리하는 불편한 곳에서 생활하면서 코를 편안하게 하기 위해 지켜야 할 것을 다 실천할 수 있었을지는 의문이다. 법정 스님에게 간곡하게 말씀드렸던 그 이야기를 좀 더 자세하게 풀어보려고 한다. 이것만 잘 지키면 이비인후과 의사를 볼 일이 절반 이하로 줄어들 것이다.

온도보다 습도를 높이는 게 관건

흔히 여름 감기는 개도 안 걸린다고 한다. 실제로 감기 환자는 여름에 가장 적다. 비염이나 축농증 환자 역시 여름에는 감소한다. 이런 현상을 겨울은 춥고 여름은 덥기 때문이라고 해석하면 큰 오해다. 사계절 중에서 여름에 감기나 콧병 환자가 가장 적은 것은 기온이 높아서가 아니라 습도가 높기 때문이다.

코에 가장 큰 영향을 미치는 기후 조건은 습도다. 대기가 건조하면 코로 들이마시는 공기도 건조해서 코에 과부하가 걸린다. 건조한 공기를 숨 쉬기 편안한 수준의 습도로 만들려면 비강의 점액이 많이 필요하다. 그런데 콧속 점액은 무한정 나오는 게 아니다. 습도를 높이는 데 한정된 점액을 다 쓰고 나면 코 점막을 촉촉하게 유지할 점액이 부족해 코가 건조해진다. 콧속 점막이 건조하면 바이러스나 세균에 대한 방어 기능이 저하되고, 점막 표면 섬모의 운동성이 떨어져 콧병에 잘 걸린다.

코를 촉촉하게 하기 위해서는 두 가지가 중요하다. 첫째는 적정 습도를 유지하는 것이고, 둘째는 코 점막에서 점액이 원활하게 분비되는 것이다.

코가 가장 편안한 습도는 40~60%다. 실내 습도를 여기에 맞춰 관리하자. 단, 알레르기 비염 환자라면 되도록 50%를 넘기지 않는 것이 좋다. 알레르기 비염 환자의 80%는 집먼지진드기에 알레르기가 있는데, 집먼지진드기는 습도가 50%가 넘으면 번식이 가능하고, 65~75%가 되면 왕성하게 번식하기 때문이다. 적정 습도를 유지하는 데는 가습기가 가장 효과적이다. 젖은 수건을 걸어두거나 잎이 넓은 식물을 비치하는 것도 좋다. 가습기 살균제 사건으로 가습기를 기피하는 경향이 있는데, 당시 문제가 됐던 것은 가습기가 아니라 가습기 살균제였다는 것을 기억해야 한다. 가습기는 적정 습도를 유지하는 가장 효과적인 방법으로, 코 건강을 위해 꼭 필요하다. 난방을 하거나 에어컨을 장시간 틀면 실내가 건조해지므로 습도 관리에 더 신경 써야 한다. 여름은 코가 가장 편안한 계절임에도 불구하고 최근에는 에어컨 때문에 병원을 찾는 콧병 환자가 늘고 있다.

코를 촉촉하게 유지하려면 물을 충분히 마셔서 코 점막에서 점액이 원활하게 분비되게 해야 한다. 체온 정도로 미지근한 온도의 물을 하루에 1.5리터 이상 조금씩 자주 마시면 더 효과가 있다. 카페인이 들어 있는 음료는 이뇨 작용을 해서 수분을 체외로 배출시키므로 좋지 않다. 실내가 아주 건조하면 코에 직접 수분을 공급할 수도 있다. 생리식염수를 코에 몇 방울 떨어뜨린 뒤 흘러나오는 콧물을 닦으면 된다. 생리식염수로 콧속 비강을 씻는 코 세척과 비슷한 효과가 있다. 실내가 너무 건조해서 코에 딱지가 생길 정도라면 안연고가 도움이 된다. 면봉에 안연고를 묻혀 코 안쪽에 바른 뒤 숨을 들이마시면서 코를 가볍게 문지르면 된다. 이렇게 하면 안연고가 넓게 도포돼 건조함이 줄어들 수 있다.

실내외 온도 차를 줄이자

습도 다음으로 코 건강에 영향을 미치는 조건은 온도다. 정확하게 말하면 '온도가 얼마나 낮은가'보다 '온도 차가 얼마나 큰가'가 더 중요하다. 숨 쉴 때 코로 들어온 공기가 너무 차거나 너무 뜨거우면 콧속 비강 점막에서 나오는 점액으로 온도를 적절하게 맞추는데, 갑자기 온도가 크게 오르내리면 코가 견디지 못해 콧병이 생기기 쉽다. 그래서 추운 겨울, 따뜻한 실내에 있다가 밖에 나가면 얼음장처럼 차가운 공기에 재채기나 기침, 콧물이 나오는 것이다. 여름에는 에어컨을 틀어 시원한 실내에 있다가 밖에 나가 뜨거운 공기를 마시면 코에 신호가 오기도 한다. 온도 차에 예민한 사람은 여름에 차가운 음료를 많이 마시기만 해도 콧병 증상이 악화된다.

계절적으로는 환절기가 위험하다. 겨울에서 봄으로, 가을에서 겨울로 계절이 바뀔 때면 아침과 낮의 온도 차가 10도는 보통이고, 때로는 15도 이상 벌어지기도 한다. 환절기에는 갑작스러운 기온 변화에 신체가 적응하지 못해 전반적으로 면역력이 떨어지는데, 역시 코가 가장 예민하게 반응한다.

실내외 온도 차를 줄여 코를 편안하게 만들려면 적정 실내 온도를 유지해야 한다. 여름에는 24~28도, 겨울에는 18~20도가 적당하다. 아주 시원하거나 아주 따뜻한 온도는 아니지만, 실내외 온도 차가 크게 벌어지지 않아 오히려 코는 편안하다. 여름에는 에어컨을 켜서 무조건 실내 온도를 낮추기보다 선풍기를 같이 틀어 바람이 돌도록 하고, 겨울에는 무작정 난방 온도를 높이기보다는 얇은 겉옷을 걸치는게 낫다. 특히 겨울에 실내 온도를 너무 높이면 상대 습도가 크게 떨어져 코에 최악의 환경이 되므로 주의한다. 겨울이나 환절기에 외출할 때는 마스크를 쓰면 온도 차를 줄이는 효과가 있다. 또한 가벼운 목도리로 목을 보호하면 체온이 갑자기 떨어지는 것을 막을 수 있다.

미세먼지가 많아도 환기해야 할까

미세먼지나 초미세먼지가 호흡기 질환에 해롭다는 것은 모두가 잘 아는 사실이다. 지름이 10㎛ 이하면 미세먼지, 2.5㎛ 이하면 초미세먼지라고 한다. 머리카락 굵기가 80㎛이니 얼추 크기를 짐작할 수 있을 것이다. 먼지는 크기에 따라 체내에 침착되거나 흡수되는 부위가 다르고 건강에 미치는 영향도 다르다. 가벼운 것이 무거운 것보다 더 멀리 날아가듯이, 초미세먼지는 미세먼지보다 호흡기의 더 아래까지 내려간다. 미세먼지는 비강이나 목 등 상기도와 큰 기관지에 쌓이는 데 비해 초미세먼지는 상기도는 물론 큰 기관지를 지나 폐까지 들어가 침착된다.

미세먼지나 초미세먼지는 비염이나 축농증에 직접적인 영향을 미친다. 비염 중에서도 알레르기 비염에 특히 큰 영향을 미치는데, 알레르기 비염 환자가 미세먼지를 흡입하면 비강 점막에서 항원이 들어왔을 때와 유사한 반응이 나타난다. 미세먼지에는 알레르기를 유발하는 항원 성분이 없는데도 불구하고 마치 알레르기 반응이 일어나듯 비강에 염증이 생기는 것이다. 미세먼지가 심한 환경에서는 알레르기로 인한 염증 반응도 한층 강하게 일어나 비염 증상이 악화된다. 축농증 역시 미세먼지나 초미세먼지가 심해지면 환자가 증가한다. 급성과 만성 모두 다 그렇다. 그래서 미세먼지나 초미세먼지가 '나쁨'이나 '아주 나쁨' 수준일 때는 외출이나 실외 활동을 자제해야 한다.

그렇다면 미세먼지나 초미세먼지가 '나쁨'이나 '아주 나쁨'일 때, 창문을 열어 환기하는 것이 좋을까 아니면 창문을 꼭꼭 닫아둬야 할까? 실내에도 생활 먼지는 물론 건축자재나 가구, 사람의 활동 등에 의해 오염물질이 쌓이므로 일반적으로 하루 두 번 이상 맞바람이 통하도록 환기하라고 권한다. 미세먼지나 초미세먼지가 심한 날에 환기할지 여부는 실내 공기의 질에 달려 있다. 실내 공기가 바깥보다 좋으면 환기하지 않고 창문을 닫아두는 것이 낫고, 바깥보다 나쁘면 환기해야 한다.

환경부 자료에 따르면, 일반 가정집의 평소 미세먼지 농도는 $40\mu g/m^3$ 이하로 '보통' 수준인데, 특정 상황에서는 농도가 급격히 올라간다. 진공청소기로 청소할 때 $200\sim400\mu g/m^3$, 이불을 털 때 $250\sim800\mu g/m^3$, 볶음밥을 할 때 $200\mu g/m^3$, 고기를 구울 때 $1300\mu g/m^3$ 이상, 생선을 구울 때 $2300\mu g/m^3$ 이상으로 높아진다. 흡연할 때(담배 2개비)는 $700\sim1400\mu g/m^3$으로 추정된다. 전자담배도 일반 담배의 40% 정도 미세먼지가 배출된다. 미세먼지 '나쁨'은 공기 중 농도가 $81\sim150\mu g/m^3$, '매우 나쁨'은 $151\mu g/m^3$ 이상으로, 위에 예로 든 상황 모두 '매우 나쁨' 수준을 한참 넘어선 상태다.

따라서 청소를 하거나 굽거나 볶는 요리를 할 때는 실외 미세먼지 농도와 상관없이 맞바람이 통하게 창문을 열어 환기를 해야한다. 다만 늦은 저녁부터 새벽까지는 대기 오염물질이 정체돼아래쪽에 가라앉아 있으므로, 이 시간은 피하는 것이 좋다.

미세먼지나 초미세먼지가 심한 날에는 실내에 머무르는 것이 좋지만, 학교도 안 가고 출근도 안 할 수는 없다. 부득이하게 외출할 때는 미세먼지 차단 기능이 있는 KF80이나 KF94 마스크를 쓰고, 실외에서 운동하는 것은 피한다. 귀가할 때는 옷과 머리를 잘 털고 집에 들어가며, 반드시 손을 씻고, 추가로 샤워하고 머리까지 감으면 더 좋다.

콧병을 악화시키는 3대 방해꾼 — 술, 담배, 스트레스

술, 담배, 스트레스는 현대인의 건강을 해치는 3대 주적으로 꼽힌다. 질병에 걸리지 않기 위해 피해야 할 것을 이야기할 때도 항상 첫머리에 등장한다. 콧병도 마찬가지다. 이 세 가지 모두 콧병을 악화시키는데, 굳이 순서를 매겨보자면 담배가 가장 해롭고 다음은 술, 스트레스 순이다. 각각의 요인이 코 건강에 미치는 영향을 알아보자.

담배는 우리 몸 전신에 영향을 미치지 않는 곳을 찾기 어려울 정도이지만 흡연할 때 가장 먼저, 가장 직접적으로 영향을 받는 곳은 바로 코다. 담배에는 4000여 종의 화학물질이 들어 있는데, 발암물질로 확인된 것만 69종이고, 유해 물질로 분류된 것도 수백 종에 달한다. 담배를 피운다는 것은 코안에 유독가스를 직접 살포하는 것과 다름없다.

흡연은 직접흡연뿐만 아니라 흡연자 옆에서 담배 연기를 들이 마시는 간접흡연도 위험하다. 간접흡연으로 마시는 담배 연기는 필터를 거치지 않고 대기 중으로 그대로 퍼진 것이라 필터를 거쳐 흡입되는 연기보다 독성 물질이 많다. 실제로 담배를 피우지 않는 알레르기 비염 환자를 두 시간 동안 간접흡연에 노출시켰더니 항원에 노출됐을 때 생기는 물질인 면역글로불린E가 17배나 많아졌다. 이는 알레르기 비염이 매우 심해졌다는 의미다. 실생활에서 이렇게 장시간 간접흡연을 할 일은 거의 없겠지만 어쨌거나 간접흡연이 비염을 악화시킨다는 것만큼은 확실하다.

담배는 비염의 한 종류인 혈관운동성 비염을 유발하는 직접적인 원인이기도 하다. 혈관운동성 비염은 건조한 공기, 찬바람, 강한 향 등 비특이적 자극에 의해 생기는 비염인데, 담배 역시 주요한 원인이다. 또한 담배를 피우면 연기가 코로 들어가면서 콧속이 건조해진다. 앞서 살펴봤듯이 코 건강에 영향을 미치는 가장 큰 요인은 건조함이다. 흡연으로 코안이 건조해지면 코의 모든 기능이 크게 떨어져 콧병이 악화된다.

술도 담배 못지않게 콧병에 유해하다. 비염이나 축농증, 코물혹 등은 염증 반응으로 생기는 질환인데, 술을 마시면 염증 유발 물질인 사이토카인이 더 많이 만들어진다. 게다가 술은 혈관을 확장시키기 때문에 사이토카인이 확장된 혈관을 빠르게 타고 돌아 염증이 악화된다. 술로 혈관이 확장되면 코막힘도 심해진다. 술로 인한 혈관 확장 효과는 모세혈관에서 두드러지는데, 콧속 비강 점막의 모세혈관이 확장되면서 점막의 부피가 커져 코가 막힌다. 평소에는 코가 막히지 않던 사람이 술만 마시면 코가 막혀서 코맹맹이 소리가 나고 평소 나오지 않던 콧물이 나오는 것도 바로 이 때문이다.

스트레스 역시 체내 염증 반응을 악화시키는 대표적인 요인이다. 알레르기 비염이나 코물혹, 천식을 동반한 축농증은 스트레스에 민감하게 반응한다. 피로가 누적돼 생기는 육체적 스트레스나 시험이나 회사 업무, 가족 관계 등으로 인해 발생하는 정신적 스트레스 모두 콧병을 악화시킨다. 한동안 병원을 찾지 않던 비염 환자가 갑자기 증상이 심해져 병원을 찾아왔을 때, 최근에 피곤하거나 힘든 일이 있었냐고 물어보면 십중팔구 그렇다고 답한다. 축농증 중에서도 잘 재발하는 특징을 가진 축농증 환자 역시 스트레스가 심하면 더 쉽게 재발하고, 치료도 더 오래 걸린다.

병원에 가지 않고 콧병을 다스리려면 담배는 아예 끊어야 한다. 요즘에는 연초 대신 전자담배를 많이 피우는데, 전자담배 역시 발암물질이 다량 들어 있으며 흡입하는 독성물질의 양이 연초 담배의 40~60%에 달한다. 독성물질의 양이 상대적으로 적다고 해서 전자담배가 안전하다고 볼 순 없다. 전자담배 역시 매우 위험한 화학물질 덩어리라는 것을 받아들여야 한다. 연초든 전자담배든 코 건강을 위해서는 피우지 않는 것이 제일이다.

술은 2~3일 간격을 두고 가볍게 한두 잔 마시는 정도로 줄이거나 아예 마시지 않는 것이 좋다. 스트레스 역시 적절히 관리해야 한다. 스트레스를 받지 않는 것이 최선이지만, 적절한 스트레스는 삶의 활력이 되기도 하므로, 스트레스를 해소하는 자신만의 방법을 터득하는 것이 바람직한 해결책이다.

진짜 치료는 병원 밖에서 시작된다

내가 진료하는 환자 중에는 십수 년째 보는 환자도 있다. 서로의 근황을 물을 만큼 꽤 친밀한 사이가 된 터라 농반진반으로 이런 핀잔도 줄 수 있다. 정성껏 치료했더니 또다시 병을 안고 왔다고. 그러면 환자는 원장님 실력을 좀 더 키워주러 왔다고 응수한다. 악의 없는 장군멍군이다.

비염 환자는 비강의 염증을 완화시키고 비강에 공기가 잘 통하도록 치료한다. 축농증 환자는 부비동에 쌓인 염증성 분비물을 제거하고 염증을 치료해 부비동의 점막이 정상 조직으로 돌아오도록 치료한다. 코물혹 환자는 대개 수술로 물혹을 깨끗이 없앤다. 이렇게 애써 치료한 환자가 같은 콧병이 생겨서 다시 병원을 찾으면 한편으로는 안타깝고 한편으로는 속상하다. 콧병으로 인한 고통을 반복해서 겪어야 하는 환자는 오죽하겠는가.

생활환경이 어떻든 생활 습관이 어떻든 상관없이 비염이나 축농증이 다시는 발병하지 않도록 치료하는 것이 최선이지만, 코를 없애버리지 않는 한 그것은 불가능하다. 콧병은 다른 어떤 질환보다도 생활 습관이나 환경 조건의 영향을 많이 받는다. 알레르기 비염을 예로 들어보자. 알레르기 비염은 일반적으로 증상을 줄이는 약물과 비강 점막의 염증을 치료하고 민감도를 줄이는 약물로 치료한다. 꾸준히 치료하면 불편한 증상 없이 잘 지낼 수 있다. 아주 강한 항원이 아니라면 항원이 코로 들어와도 불편한 증상이 나타나지 않는 상태로 만드는 것이다. 그런데 어느 날 갑자기 아주 강한 항원에 노출되거나 항원이 강하지 않더라도 건조한 공기, 찬바람, 피로, 스트레스, 술이나 담배 등과 결합되면 증상이 다시 나타날 수 있다. 이렇게 한번 알레르기 비염이 발병하면 그다음부터는 사소한 항원이나 자극에도 코가 민감하게 반응한다. 알레르기 비염이 잘 치료된 후에도 꾸준히 관리하지 않으면 언제든지 재발할 수 있다는 것을 이해해야 한다.

비염이나 축농증은 흔히 '치료가 반, 관리가 반'이라고 한다. 실력이 부족한 의사의 변명으로 들릴 수도 있으나, 부정할 수 없는 사실이다. 물론 병원의 전문적인 치료 없이 비염이나 축농증을 치료할 순 없다. 하지만 이것은 병을 제대로 치료하기 위한 필요조건일 뿐 충분조건이 되진 못한다. 만성 콧병의 진짜 치료는 병원 밖에서 시작된다.

콧병 플러스

축농증이
난치성이 된 사연

만성 콧병의 양대 산맥이라면 비염과 축농증을 꼽을 수 있다. 비염은 대기오염, 지구 온난화, 과도한 냉난방 등 현대인의 생활 환경이 나날이 나빠지고, 생활 방식 역시 코에 해로운 방향으로 변해가면서 계속 늘어나고 있다. 이에 비해 축농증은 전반적인 위생 상태가 좋아지고, 축농증의 직접적인 원인인 감기를 적극적으로 치료하면서 환자가 감소하는 추세다. 이런 가운데 축농증의 표준적인 치료에 잘 반응하지 않고 재발이 잦은 난치성 축농증이 유독 증가하고 있다. 환자도 의사도 힘들게 하는 난치성 축농성 때문에 '축농증은 치료해도 결국 재발한다'는 오명이 여전히 위세를 떨치고 있다.

축농증은 말 그대로 농이 쌓이는 질환으로, 콧속 부비동에 염증이 생기기 때문에 '부비동염'이라고도 한다. 부비동은 콧속 비강 주위에 있는 작은 동굴 모양의 공기 주머니로 모두 네 쌍이 있으며, 좁은 입구를 통해 비강과 연결된다. 부비동 입구는 너비가 고작 3~4mm에 불과해 입구 주변이 조금만 부어도 금세 막힌다. 부비동 중 가장 큰 것은 양쪽 뺨 안쪽, 안구 아래 있는 상악동이다. 이밖에 눈썹 위 이마 안쪽에는 전두동, 미간에는 사골동, 코 뒤쪽 깊숙한 곳에는 접형동이 있다. 이 중 축농증이 가장 많이 생기는 곳은 상악동과 사골동이다. 건강한 부비동은 공기로 가득 차 있어서 두개골의 무게를 줄이고, 머리에 충격이 가해질 때 완충하는 역할을 하며, 목소리의 공명을 증가시키고, 호흡할 때 공기를 촉촉하고 따뜻하게 만든다.

축농증이 발병하는 데는 세균 감염과 부비동의 구조적 문제, 두 가지 요소가 함께 작동한다. 먼저 비강의 염증이 부비동으로 번지면 부비동에 염증이 생기고 염증성 분비물이 증가한다. 부비동의 분비물은 비강으로 배출돼 목 뒤로 흘러가야 하는데, 염증으로 인해 부비동 입구가 좁아지거나 선천적으로 부비동 입구가 좁으면 부비동에 분비물이 고여 때로 농으로 변하기도 한다. 이것이 바로 축농증이다. 축농증은 주로 감기를 적절하게 치료하지 않아 시작되는데, 발병한 지 4주 이내인 축농증을 '급성 축농증'이라고 한다. 급성 축농증을 제때 치료하지 않아 오래되거나, 급성 축농증이 호전과 악화를 반복하면서 증상이 3개월 이상 지속되면 '만성 축농증'이라고 부른다. 축농증은 급성이든 만성이든 공통적으로 누런 콧물과 기침, 코막힘 등의 증상이 나타난다. 코막힘 때문에 후각이 떨어지고, 두통이 따라오고, 입냄새가 심해지기도 한다. 부비동에 염증이 심하면 얼굴에 열감이 느껴지거나 뺨이나 이마가 아플 수도 있다.

축농증은 1차적으로 약물로 치료하는데, 비교적 잘 치료되는 편이다. 축농증이 자꾸 재발해서 약물로 치료되지 않거나, 비중격만곡증이 동반되거나, 코막힘이 아주 심해 밤에 깊이 자지 못하고 일상생활에 지장을 받을 정도라면 수술로 치료한다.

그런데 비슷한 증상의 환자에게 비슷한 치료법을 썼는데, 어떤 환자는 잘 치료돼 병원에 다시 오지 않고 어떤 환자는 얼마 못 가서 재발하고 호전과 재발이 반복되는 모습을 보인다. 축농증 수술을 받은 후 재발하는 비율은 내시경 수술이 도입되고 나서 많이 줄었지만 그래도 없진 않다. 약물 치료나 수술 후에도 반복해서 나타나는 재발성 축농증, 혹은 난치성 축농증을 해결하기 위해 많은 의료인이 연구에 매달렸다. 그 결과, 난치성 축농증에 대해 점차 많은 것이 밝혀지고, 이에 적합한 치료법도 확립되고 있다.

축농증을 잘 치료하려면 난치성인지 아닌지 정확하게 가려내는 것이 중요하다. 난치성 축농증은 동반되는 질환이나 증상 등 몇 가지 특징이 있다. 첫째, 코물혹이나 알레르기 비염, 천식이 동반될 가능성이 높고, 혈액이나 부비동 점막을 검사해보면 호산구 수치가 높다. 그래서 '호산구성 만성 축농증'이라고도 부른다. 둘째, 초기 증상으로 후각이 떨어지는 경우가 많고, 다른 축농증보다 코막힘이 특히 심하다. 아스피린이나 진통제 부작용이 나타나기도 한다.

난치성 축농증으로 판단되면, 일반 축농증과는 약간 다른 방법으로 치료한다. 약물로 치료할 때는 주로 쓰는 약물이나 약물의 처방 시기가 다르며, 수술할 때는 수술 시기를 좀 더 빨리 결정하고 수술 범위를 넓게 하는 경향이 있다. 수술 후에는 재발을 억제하기 위해 일정 기간 약물 치료를 할 수도 있다. 이렇게 치료했는데도 불구하고 여전히 축농증이 재발한다면 생물학적 원료로 만든 주사형 표적 치료제를 시도한다. 이는 비교적 최근에 도입된 치료 방법으로, 약물 치료나 수술 등 표준적인 축농증 치료로 증상이 조절되지 않는 난치성 축농증에 효과가 뛰어난 것으로 알려져 있다. 문제는 비용이다. 주기적으로 주사를 맞아야 하는

데, 건강보험이 적용되지 않아 한 번 맞는 비용이 수십만 원을 호가한다. 하루빨리 건강보험이 적용되도록 의료계에서 노력하고 있는 만큼, 머지않아 큰 부담 없이 치료받게 될 것으로 기대한다.

난치성 축농증은 자꾸만 재발해서 환자를 힘들게 하지만 생명을 위협할 정도로 치명적인 질병은 아니다. 그런데 축농증 중에는 생명을 위협하는 것도 있다. 바로 곰팡이에 의해 발생하는 진균성 축농증이다. 진균성 축농증은 원인균이 세균이 아니라 진균, 즉 곰팡이다. 진균이 부비동에만 머무르느냐 아니면 안구나 뇌, 부비동 주변의 혈관과 뼈 등을 침범하느냐에 따라 침습형과 비침습형으로 나뉘는데, 침습형이 훨씬 더 위험하다. 특히 급성 백혈병이나 악성 림프종, 재생불량성 빈혈이 있거나 장기 이식 후 면역이 떨어진 환자나 당뇨 환자에게 주로 발생하는 급성 침습형 진균성 축농증은 치사율이 50~80%에 이른다.

진균성 축농증은 일반적인 축농증과 증상이 크게 다르지 않으나 X-레이나 CT, MRI 검사에서 세균성 축농증과 다른 양상을 보인다. 침습형 진균성 축농증으로 판단되면 수술을 하고, 수술 후에도 항진균제로 상당 기간 치료해야 한다. 진균성 축농증이라도 침습형이 아니면 수술만으로 치료할 수 있다.

축농증의 진단과 치료

1. 주요 증상

코막힘, 누런 콧물, 기침, 얼굴 통증, 후각장애, 두통, 전신 피로감

2. 진단 방법

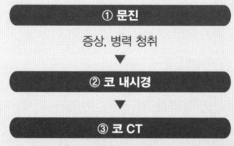

① 문진

증상, 병력 청취

▼

② 코 내시경

▼

③ 코 CT

확진 후 치료 방침을 결정하는 데 필수

3. 유형 분류

① 급성: 증상이 4주 이내 호전

② 만성: 증상이 12주 이상 지속

4. 치료 방법

1) 급성: 약물 치료(항생제, 점막수축제, 비충혈완화제, 소염진통제, 비강 스테로이드 스프레이)

2) 만성:

① 약물 치료(항생제, 비강 스테로이드 스프레이)

② 약물로 치료되지 않거나 합병증을 동반할 경우 수술

2장

콧병 치료의 모든 것

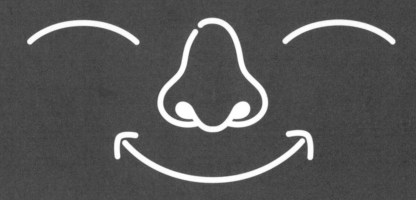

병원에서 치료할 때
알아야 하는 것들

수술 1만 번 한 의사의 실수

갑자기 머리가 하얘졌다. 주변의 모든 것이 빛 속으로 사라진 듯했다. 옆에 있던 간호사도, 복잡한 수술 기기도 하얗게 지워지고 내시경 모니터의 영상만 남았다. 지금까지 1만 번도 넘게 수술했지만, 수술 중 한 번도 일어나지 않았던 일이 벌어졌다. 교과서에서나 봤던 일이다.

환자는 사실 수술하기 까다로운 경우였다. 과거에 축농증 수술을 한 번 받은 후 사골동의 구조가 상당히 변형돼 있었다. 사골동과 두개골 사이에 있는 뼈(두개저 뼈)가 딱딱해져 이를 조심스레 제거하던 참이었다. 일반적인 축농증 수술은 이런 과정이 필요하지 않지만, 사골동의 구조가 변형됐을 때는 이를 정상 상태로 돌려놔야 축농증이 잘 치료되기 때문에 딱딱해진 뼈를 일부 제거해야 한다. 그런데 거의 다 마무리됐다고 생각할 즈음, 갑자기 맑은 물이 튀었다. 뇌척수액이었다.

뇌척수액은 뇌를 둘러싸고 흐르는 무색투명한 액체로, 뇌에서 척추를 지나 꼬리뼈까지 순환한다. 사골동은 미간 안쪽에 있는데, 윗면은 뇌의 바닥과 맞닿아 있고 그 사이로 뇌척수액이 흐른다. 사골동의 뼈를 일부 제거하다가 두개저가 뚫려 뇌척수액이 사골동으로 흘러나온 것이었다. 찰나의 순간이지만 마치 모든 게 멈춰버린 것 같았다. 하지만 잠시도 머뭇거릴 수 없었다. 우선 뚫린 부위부터 막아야 했다. 코 점막을 일부 떼어 뚫린 부위를 막은 후 가까운 대학병원에 전원할 준비를 했다. 마취에서 깬 환자에게 수술 중 무슨 일이 발생했는지, 이제 무엇을 해야 하는지 솔직하게 설명했다. 그리고 환자와 함께 대학병원에 가서 입원 수속을 하고, 매일 퇴근 후 들러 환자의 상태를 체크했다. 다행히 환자는 후유증 없이 잘 치료돼 건강하게 퇴원했다.

실수는 초년병 시절에는 잘 생기지 않는다. 오히려 한창 잘나갈 때 발생한다. 초년병은 아직 미숙하고 자신감이 없기 때문에 항상 살얼음 밟듯 조심하고 또 조심하므로 실수할 가능성이 낮다. 의사도 마찬가지다. 경험이 쌓이고 본인 스스로 술기가 느는 것을 체감할 즈음이면 자신감이 붙으면서 실수할 위험이 점점 커진다. 이비인후과 의사가 된 지 30년이 넘었고 코 수술을 1만 번 넘게 했으니 그만큼 숙련됐다고 할지 모르겠지만, 그렇다고 실수가 비껴가는 것은 아니다. 그날의 실수는 다시는 경험하고 싶지 않은 아픈 기억이지만, 그 일로 나는 가속페달 대신 브레이크를 밟아야 할 때가 언제인지 알게 됐다. 환자를 치료하는 일은 의료 지식이나 술기를 뽐내는 자리가 아니다. 최선을 다하되, 항상 신중하고 겸손한 자세로 환자를 대해야 한다. 오늘도 진료실 문을 열기 전, '최선, 신중, 겸손' 세 단어를 다시 떠올린다.

병원 치료의 시작, 약물 치료

콧병, 그중에서도 만성 콧병 환자는 증상이 시작됐을 때 곧바로 병원을 찾기보다는 며칠 견뎌보다가 도저히 안 될 것 같을 때 병원을 찾는다. 병원에서는 비염 환자에게 증상을 줄이는 점액 용해제와 비강 수축제, 비강 점막의 염증을 치료하고 민감도를 낮추는 항히스타민제나 스테로이드제 등을 처방한다. 천식이나 아스피린 과민증이 같이 있을 때는 류코트리엔 길항제를 쓰기도 한다. 축농증 역시 증상을 완화하는 약물과 함께 부비동의 세균을 치료하는 항생제, 점막의 염증을 치료하는 항히스타민제나 스테로이드제 등을 처방하는데, 호산구성 축농증은 항생제보다 스테로이드제가 더 효과를 발휘한다.

다행히도 비염이나 축농증은 약물에 좋은 반응을 보여 며칠 약을 복용하면 불편했던 증상이 좋아진다. 그런데 문제는 여기서 발생한다. 증상이 없어지면 '병이 다 나았다'고 생각하고 임의로 약물 치료를 중단하는 환자가 많다. 비염이나 축농증 치료에 쓰이는 스테로이드제나 항생제를 장기간 복용하면 면역력이 떨어지지 않을까 하는 걱정 때문이다. 하지만 불편한 증상이 없어졌다고 해서 비염이나 축농증이 치료된 것으로는 볼 수 없다. 비강이나 부비동의 염증이 거의 다 없어지고 점막이 정상으로 회복되려면, 증상이 없어진 뒤에도 상당 기간 약물 치료를 계속해야 한다. 치료 기간은 증상의 심한 정도나 동반 질환, 환자의 면역 특성 등에 따라 다르지만 짧게는 일주일, 길게는 6주까지 약물 치료를 해야 할 수도 있다.

만약 증상만 좋아지고 염증이 완전히 치료되지 않은 상태에서 약물 치료를 중단하면 어떻게 될까? 코가 건강할 때는 사소한 자극이 들어오더라도 콧속 면역 체계가 이겨내 별다른 증상이 생기지 않는다. 하지만 점막이 정상으로 회복되지 않은 상태에서는 면역 체계가 효율적으로 대응하지 못해 염증이 더 쉽게 생긴다.

즉, 비염이나 축농증의 재발률이 높아진다. 이렇게 재발하면 전보다 약을 더 많이, 더 오래 복용해야 한다. 결국 총 약물 복용량이 훨씬 더 늘어나는 것이다. 콧병을 제대로 치료하기 위해서는 증상이 없어진 뒤에도 의사의 처방에 따라 충분한 기간 동안 약을 복용하는 것이 병을 다스리는 현명한 방법이다.

콧병 때문에 약을 먹을 때 '처음에 하루 이틀은 졸리니 주의해야 한다'라는 설명을 종종 듣는다. 이는 항히스타민제 때문이다. 항히스타민제는 염증 반응을 억제하고 콧물과 재채기, 기침 등을 줄이는 효과가 뛰어나 비염, 축농증, 감기에 널리 쓰인다. 부작용으로 복용 초기에 많이 졸리므로, 이때는 운전이나 기계 조작 등 위험한 일을 삼가야 한다. 복용하고 2~3일 지나면 졸리는 증상은 거의 없어진다. 졸음이 오는 약을 먹어서는 안 되는 상황이라면 의사에게 졸리지 않은 약으로 처방해달라고 하면 된다. 초기에 개발된 항히스타민제, 즉 1세대 항히스타민제는 중추신경계까지 작용해 졸음, 집중력 저하, 피로감 같은 부작용이 두드러졌다. 이후에 개발된 2세대나 3세대 항히스타민제는 중추신경계에 작용하지 않아 이런 부작용이 눈에 띄게 줄어든 반면, 약효가 지속되는 시간은 오히려 길어졌다. 그래서 졸리는 증상을 피해야 할 때는 2세대나 3세대 항히스타민제를 주로 쓴다.

하지만 사람마다 약물에 대한 민감도가 달라 졸음이나 집중력 저하 등을 느끼는 정도는 차이가 날 수 있다. 같은 약이라도 어떤 사람은 졸리는 증상이 거의 없는 반면, 어떤 사람은 졸음이 쏟아져 견딜 수 없다. 이전에 복용했을 때 많이 졸렸던 약을 기억해뒀다가 의사에게 알려주는 것도 좋은 방법이다.

비염 중에서도 꽃가루 알레르기 비염이라면 항히스타민제의 또 다른 효과에 주목해보자. 항히스타민제는 이미 나타난 증상을 치료할 뿐만 아니라 증상이 발현되기 전에 미리 복용하면 알레르기 반응을 억제하는 효과도 있다. 꽃가루 알레르기에 의한 비염은 꽃가루가 날리는 특정 시기에 증상이 심해지므로, 꽃가루가 날리기 2~3주 전에 선제적으로 항히스타민제를 복용하면 증상을 줄일 수 있다. 알레르기를 유발하는 꽃가루는 봄에는 4월 중순에서 5월까지, 가을에는 8월 말에서 10월까지 많이 날린다. 해마다 꽃가루로 고생하는 환자라면 그전에 미리 진료받고 대비하는 것이 좋다.

나에게 10년 넘게 진료받고 있는 한 프로 골퍼는 꽃가루 알레르기가 심해서 봄만 되면 병원을 찾는다. 우리나라 골프장에는 소나무와 참나무가 많은데, 봄에 알레르기를 일으키는 대표적인 항원이 바로 이 두 나무의 꽃가루다. 그는 봄에 필드에 나가면 비염 증상 때문에 경기에 집중할 수 없을 정도라고 했다. 그래서 꽃가루가 날리기 전에 항히스타민제를 복용할 것을 권했더니, 이후 대회 성적이 눈에 띄게 좋아졌다. 비염 증상이 없어지면서 경기에 집중할 수 있었던 덕분이라며 이제는 해마다 3월 말이면 병원을 찾는다.

실보다 득이 훨씬 더 많은 스테로이드제

모든 약에는 명과 암이 있다. 아무리 뛰어난 약이라도 부작용이 없는 약은 없다. 그럼에도 불구하고 약을 쓰는 것은 부작용이 무시할 수 있을 정도로 미미하거나, 약물을 썼을 때 기대되는 이득이 부작용보다 훨씬 크기 때문이다. 그런데 어떤 약에 대해서는 환자의 이런 믿음이 흔들리기도 한다. 바로 스테로이드제다. 스테로이드제는 우리 몸에서 분비되는 호르몬의 기능을 모방해서 만든 약으로, 면역 반응을 억제해 염증을 줄이고 항알레르기 작용이 뛰어나다. 그래서 관절염이나 근육통, 염증성 피부 질환, 비염·축농증·천식 등 호흡기 질환, 눈에 생기는 결막염이나 포도막염 등 거의 모든 염증성 질환에 광범위하게 사용된다. 이처럼 약효가 우수하지만 부작용도 있다. 장기간 복용하면 당뇨병이 생기거나 악화될 수 있으며, 녹내장이나 위장 장애 위험이 있고,

체중이 증가할 수도 있다.

비염이나 축농증에 걸렸을 때 쓰는 스테로이드제는 먹는 약이 아니라 코에 뿌리는 스프레이형이 대부분이다. 물론 증상이 아주 오래되고 심하거나 코물혹이 있을 때는 먹는 스테로이드제를 쓰기도 하지만, 이런 경우는 많지 않다. 스테로이드 스프레이는 단기간이 아니라 비교적 오래 사용한다. 증상이 있는 동안 꾸준히 사용해야 한다. 길게는 한 달 이상 사용하기도 한다.

그러다 보니 '스테로이드제를 이렇게 오래 써도 되나' 하는 의심이 생길 수 있다. 하지만 스테로이드 스프레이는 먹는 스테로이드제와 달리 장기간 사용해도 '전신의 면역력이 떨어지지 않을까' 하는 걱정을 하지 않아도 된다. 콧속 점막에만 국소적으로 작용하고, 활성이 약한 물질이라 곧 대사되어 체외로 배출되기 때문에 체내에 거의 쌓이지 않는다. 먹는 약에 비해 사용량이 극히 적으며, 전신 흡수로 인한 부작용도 거의 없다. 그래서 장기간 사용해도 안전하다. 5년 동안 스테로이드 스프레이를 사용한 알레르기 비염 환자의 점막을 검사해봤더니 조직이 위축되거나 변화된 곳이 전혀 없었다는 연구 결과가 있을 정도다.

다만 스테로이드 스프레이는 코에 뿌린다고 해서 즉시 효과가 나타나는 것은 아니다. 하루 정도 지나야 효과가 발휘되는데, 환자가 약효를 체감하는 데는 3일 이상 걸리며, 5~7일 정도 지나야 최대 효과가 나타난다. 성격이 급한 환자는 몇 번 코에 뿌려보고는 효과가 없다며 임의로 중단하곤 하는데, 고작 몇 번 뿌려서는 당연히 효과를 보기 어렵다.

약효를 제대로 보려면 꾸준히 사용하는 것 못지않게 정확한 방법으로 코에 뿌리는 것도 중요하다. 먼저 코에 뿌리기 전에 코 안이 뚫려 있어야 한다. 코가 막혀 있으면 약물이 비강이나 부비동까지 도달하지 못하기 때문이다. 스프레이를 분무하기 전에 코를 풀어 코를 깨끗하게 비운다. 코막힘이 심하다면 코막힘 스프레이로 코를 뚫는다. 코막힘 스프레이를 사용할지 여부는 의사의 판단에 따른다.

코가 뚫렸다면 이제 스프레이를 코에 뿌리는데, 이때 방향이 중요하다. 고개를 숙이거나 들지 않고 똑바로 앞을 본다. 약병을 세워서 들고 한쪽 콧구멍을 막은 뒤 다른 쪽에 뿌리는데, 스프레이 끝이 비중격이 아니라 같은 쪽 눈꼬리를 향하게 한다. 스프레이를 뿌리면서 숨을 들이쉰 다음 5초 정도 숨을 멈췄다가 서서히 내쉰다. 반대쪽도 같은 방법으로 투여한다. 코에 스프레이를 뿌릴 때 무의식적으로 고개를 들어 천장을 보면서 분무하기 쉬운데, 이렇게 하면 콧속에 고루 분사되지 않고 코 앞에만 약물이 묻

는다. 또 비중격을 향하게 뿌리면 한 지점에만 약물이 집중 분사

돼 비중격이 손상될 수 있으므로 주의해야 한다.

스테로이드 스프레이는 비염이나 축농증 등 콧속 염증 질환에

아주 효과적이면서 장기간 사용해도 매우 안전하다. 다만 제대로

효과를 보려면 정확한 방법으로 분사해야 한다. 사용법을 잘 지

켜 충분한 기간 동안 꾸준히 사용할 것을 권장한다.

알레르기로 알레르기를 치료한다, 면역요법

비염 중에서 가장 흔한 알레르기 비염은 유병률이 10~15%에

이를 정도로 환자가 많다. 알레르기 비염 환자가 바라는 것은 알

레르기를 유발하는 항원 물질을 코로 흡입해도 알레르기 증상이

나타나지 않는 것이다. 집먼지진드기가 가득한 이불을 끌어안고

자도, 소나무와 참나무 꽃가루가 날리는 숲을 산책해도 재채기나

콧물이 나지 않고 코도 막히지 않아서 시원하게 숨 쉴 수 있는 날

을 고대한다.

이것을 가능하게 하는 유일한 치료법이 바로 면역요법이다.

면역요법은 알레르기를 일으키는 항원을 아주 소량씩 체내에 흡

수시켜 면역 관용을 유도함으로써 알레르기 반응을 없애는 것이

다. 알레르기 비염을 일으키는 대표적인 항원인 집먼지진드기나

꽃가루는 사실 해로운 물질이 아니다. 대부분의 사람들은 이런 것이 코에 들어와도 아무런 증상이 나타나지 않는다. 하지만 어떤 사람들은 면역 체계가 이런 물질들을 적으로 간주해 총공격한다. 이것이 바로 알레르기 반응이다. 면역 관용은 면역 체계가 항원을 더 이상 적으로 보지 않아서 공격하지 않는 상태를 말한다.

면역요법이 처음 도입되었을 때는 항원을 주사로 맞아야 해서 어려움이 컸다. 하지만 최근에는 주사를 놓지 않아도 되는 설하 면역요법이 도입돼 치료가 한결 쉬워졌다. 설하 면역요법은 용액이나 알약 형태로 된 항원을 혀 아래 점막에 접촉시키는 것이다. 항원을 점막에 잘 접촉시켜 흡수하는 것이 중요하기 때문에 혀 아래 2~3분간 머금고 있다가 삼킨다. 매일 같은 시간 공복에 투약해야 하므로, 주로 아침에 일어나 식사하기 전에 시행한다. 투약 후에는 손에 묻은 항원이 코나 눈에 들어가지 않도록 손을 깨끗이 씻어야 한다. 단, 설하 면역요법은 모든 항원에 시행할 수 있는 것은 아니다. 지금까지 치료 효과가 확인된 항원은 집먼지 진드기와 꽃가루뿐이다.

면역요법은 알레르기 검사로 어떤 항원에 알레르기가 있는지 정확하게 파악한 후 실시할지 여부를 결정한다. 적어도 3년 이상 시행해야 제대로 효과를 볼 수 있는데, 3~4년 계속 시행하면 치료를 중단한 후에도 4~5년 이상 효과가 지속되고 경우에 따라 반영구적으로 효과가 나타나기도 한다.

면역요법은 전신 부작용 같은 심각한 부작용이 없는 안전한 치료법이다. 다만 항원의 농도를 단계별로 조금씩 높이는 과정에서 목이 따갑거나 코나 입, 귀가 가려울 수 있으나 이는 일시적인 증상으로 곧 좋아진다. 안전성이 높다 보니 성인은 물론 어린이에게도 권장된다. 특히 어린이는 아토피로 시작된 알레르기가 점차 성장하면서 비염을 거쳐 천식으로 이어지는 이른바 '알레르기 행진'을 보이는 경우가 많은데, 면역요법으로 치료하면 비염에서 천식으로 진행되는 것을 억제할 수 있다.

설하 면역요법을 꾸준히 실시하면 새로운 항원에 알레르기가 생기는 것도 줄일 수 있다. 알레르기를 일으키는 항원은 고정돼 있지 않고 새로운 것이 추가되는 경향이 있다. 없던 알레르기가 새로 생기기도 한다. 면역요법으로 치료한 환자는 약물 치료만 한 환자에 비해 새로운 항원에 대한 알레르기가 10분의 1로 줄었다는 연구 결과도 있다.

면역요법은 알레르기 비염을 근본적으로 치료할 수 있는 유일한 치료법이지만 아직 건강보험이 적용되지 않아 다른 치료 방법에 비해 비용이 많이 든다. 중도에 포기하지 않고 몇 년간 치료하려면 상당한 노력도 필요하다. 그럼에도 불구하고 면역요법으로 알레르기 비염에서 해방된 환자를 보고 나면 이 치료법이 점차 발전하고 확대되리라는 확신이 든다.

비중격은
코의 대들보

집을 지을 때 가장 중요한 것은 기둥과 대들보다. 물론 공간을 편리하게 구성하고, 외관을 아름답게 꾸미는 것도 소홀히 할 수 없다. 하지만 이런 것은 안전이 확보된 다음에 고려할 사항이다. 겉으로 드러나 보이지는 않지만 튼튼한 기둥, 그리고 기둥과 기둥을 연결하는 대들보가 제 기능을 발휘해야 구조적으로 안전해진다.

코도 마찬가지다. 코를 집에 비유하면 겉으로 보이는 코(외비)는 지붕이고, 안쪽의 비강은 방에 해당한다. 지붕을 떠받치고 방의 구획을 나누는 역할을 하는 것은 비중격이다. 얇고 납작한 판 모양으로 생긴 비중격은 물렁뼈(연골)와 딱딱한 뼈 조각이 퍼즐을 맞추듯 이어져 있다. 비중격이 중요한 이유는 콧속 비강의 크기

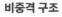

비중격 구조

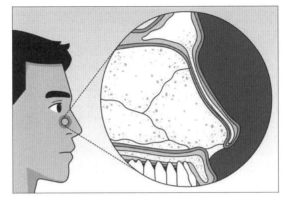

비중격 옆면

와 모양을 좌우하기 때문이다. 비중격이 비강 한가운데 똑바로 서 있으면 좌우 양쪽 비강의 크기가 같아 숨 쉴 때 공기가 자연스럽게 흐른다. 그런데 비중격이 휘거나 일부가 두꺼워지면 비강이 좁아져 공기 흐름에 문제가 생긴다. 이것을 비중격만곡증이라고 한다.

비중격만곡증은 생각보다 흔해서 성인 10명 중 7명은 비중격이 휘어 있다. 비중격이 휘는 원인은 다양하다. 선천적으로 휘어 있는 경우가 가장 많고, 자연분만 과정에 코가 눌려서 휘기도 한다. 어렸을 때 코에 외상을 입은 뒤 성장하면서 비중격이 휘는 경우도 있다.

그 모양도 다양하다. C 자 모양으로 휘는가 하면 S 자 모양으로 휘기도 하고, 비중격의 일부가 두꺼워지기도 한다. 휘거나 두꺼워진 모양에 따라 한쪽 비강만 좁을 수도 있고, 양쪽 비강이 다 좁을 수도 있다. 공기는 넓은 곳에서 좁은 곳으로 흐를 때 속도가 빨라지고 압력도 세진다. 콧속에서도 마찬가지다. 콧구멍으로 들어온 공기가 좁아진 비강을 통과하면 빠르고 세게 흘러서 비강벽을 지속적으로 자극한다. 그 결과, 좁은 쪽 비강의 점막에 염증이 생긴다. 이것이 오래되면 점막이 헐어서 딱지가 생기거나 코피의 원인이 된다.

그런데 비중격만곡증과 비후성 비염이 같이 있는 환자를 살펴보면 의외로 넓은 쪽 비강의 하비갑개 점막이 두꺼운 경우가 흔하고, 두께도 더 두껍다. 이는 언뜻 보기에 모순된 것 같지만 보상 작용이라는 측면에서 설명할 수 있다. 한쪽 비강이 좁아져 공기가 시원하게 흐르지 못하면, 자연스레 넓은 쪽을 더 많이 쓰게 된다. 넓은 쪽 비강에 호흡 기류가 증가하면 비강이 건조해져 비염이 생기기 쉽다.

비중격만곡증은 축농증에도 영향을 미친다. 축농증은 비강 주위에 있는 작은 동굴 모양의 공기 주머니로, 비강과 좁은 입구를 통해 연결돼 있다. 비강 옆쪽 벽에는 세 겹으로 콧살(상비갑개-중비갑개-하비갑개)이 늘어져 있는데 부비동의 입구는 중비갑개와 하비갑개 사이, 중비도에 있다. 비중격만곡증으로 비강이 좁아지면 부비동 입구도 쉽게 막힌다.

이렇게 비중격은 단순히 외비를 받치는 구조적 역할만 하는 것이 아니라 비강과 부비동의 기능에 직접적으로 영향을 미친다. 앞서 성인 10명 중 7명은 비중격이 휘어 있다고 했는데, 그렇다면 그 7명 모두에게 비염이나 축농증이 생기는 걸까? 다행히 그렇지는 않다. 비중격이 아주 조금 휘거나, 원래 비염이나 축농증 없이 코가 건강했다면 비중격이 조금 휘어도 별문제가 되지 않는다. 하지만 비중격이 심하게 휘면 이로 인해 비염이나 축농증이 생길 수 있고, 원래 비염이나 축농증이 있는데 여기에 비중격만곡증이 동반되면 콧병이 악화될 수 있다.

비중격만곡증은 뼈와 연골의 구조적인 이상이기 때문에 약물 치료로는 효과를 보기 어렵다. 수술로 뼈를 교정해야 한다. 비중격만곡증에 동반된 비염이나 축농증이 약물로 잘 치료된다면 굳이 비중격 수술을 할 필요는 없다. 다만 비중격만곡증 때문에 비염이나 축농증이 잘 낫지 않거나 자꾸 재발하는 경우, 코막힘이

심해 수면장애가 있거나 일상생활에 지장이 많은 경우에는 근본

적인 치료를 위해 수술로 비중격을 바로 세워야 한다.

콧병 치료의 마지막 보루, 수술

아프지 않은 코 수술은 없을까

코로나19가 대유행하던 때, 코로나19 감염 여부를 확인하기 위해 콧속에 면봉을 찔러 넣는 검사를 하면 열에 아홉은 눈물 콧물을 쏟았다. 코의 앞부분이 아니라 비강 깊숙한 곳에서 검체를 채취해야 정확하게 검사할 수 있기 때문에 환자가 통증을 호소하는데도 불구하고 정확한 위치까지 면봉을 밀어 넣어야 했다. 면봉으로 손이나 얼굴의 피부를 문지를 때는 제법 힘을 줘도 별로 아프지 않지만, 비강 점막을 문지르면 통증이 상당히 심하다. 콧속 점막이 통증에 매우 예민하기 때문이다.

코 수술은 바로 이 콧속 점막에서 이루어진다. 비염 수술이나 축농증 수술은 점막의 염증을 제거하고, 코물혹 수술은 점막에 자라난 물혹을 잘라내며, 비중격만곡증 수술은 점막을 절개한 뒤 연골을 바로 세운다. 수술 중에는 마취 상태라 당연히 통증을 느끼지 않지만 마취가 깨고 나면 통증이 물밀 듯이 밀려와 진통제가 필수다.

코 수술을 할 때는 넓게 퍼진 염증을 제거해야 하기 때문에 수술 부위가 꽤 넓다. 게다가 점막은 잘 지혈되지 않아서 수술 후 솜이나 거즈로 수술 부위를 강하게 누르듯 덮어둬야 한다. 이를 '패킹'이라고 한다. 특히 비중격만곡증 수술을 한 뒤에는 교정한 연골을 고정하기 위해 단단하게 패킹해야 한다. 패킹한 솜이나 거즈는 주기적으로 교체하는데, 환자들은 이때 가장 아프다고 호소한다. 패킹했던 솜이나 거즈를 코에서 빼고 나면 "코에서 뇌를 뽑아내는 줄 알았다"고 말하는 환자가 있을 정도다. 이렇듯 코 수술 후 통증이 어마어마하다는 소문이 나서인지 수술이 필요한 상태라고 설명하면 가장 많이 나오는 질문이 "정말 그렇게 아픈가요?"이고, 가장 많이 듣는 부탁도 "제발 좀 아프지 않게 해주세요"라는 주문이다. 결론부터 말하면, 아프지 않은 코 수술은 없다. 하지만 '덜 아프게' 할 방법은 있다.

코 수술의 통증을 줄이기 위한 첫 단계는 수술 전에 시작된다. 환자가 받을 수술이 어떤 과정으로 진행되고, 주의할 점은 무엇이며, 수술 후에는 어떤 과정을 거쳐 회복되는지 자세히 설명한다. 수술에 대해 잘 안다는 게 통증에 무슨 영향을 줄까 싶지만 그렇지 않다. 수술에 대한 이해도가 높은 환자는 같은 통증이라도 상대적으로 덜 아프게 느끼고, 스트레스 호르몬도 감소한다. 실제로 환자가 수술에 대한 이해도가 높으면 수술 후 진통제 투여량이 줄어든다는 연구 결과도 있다.

수술할 때 어떤 마취 방법을 쓰느냐도 통증에 영향을 미친다. 마취 방법은 국소마취와 전신마취 두 가지가 있다. 국소마취로 수술할 때는 환자가 심리적으로 안정되도록 수면마취도 함께한다. 국소마취와 수면마취는 전신마취보다 신체적 부담이 적은 것은 물론 통증을 줄이는 효과도 뛰어나다.

코 수술 후 통증은 콧속에 패킹한 솜이나 거즈를 교체할 때 최고조에 달한다. 패킹한 솜이나 거즈에는 수술 부위에서 나온 피와 분비물이 스며들어 엉겨 붙는다. 이를 주기적으로 갈아줘야 하는데, 솜이나 거즈를 떼어낼 때면 점막이 뜯겨 나가는 듯 아플 수밖에 없다. 그런데 최근에는 패킹을 할 때 녹는 솜을 사용해 통증을 줄인다. 녹는 솜은 코에 넣은 후 1~3일이면 체온과 코의 분비물에 의해 젤리처럼 녹아서 굳이 빼내지 않아도 자연스럽게 코로 흘러나오거나 목 뒤로 넘어간다. 혹시 목으로 넘어가 삼키더라도 전혀 문제를 일으키지 않는다. 패킹용 솜이나 거즈를 교체하는 데 따른 통증을 줄이는 일등공신이라고 할 수 있다.

코 수술 후 통증을 덜어주는 또 하나의 중요한 장치는 무통 주사로, 정확한 명칭은 '자가 통증 조절장치(Patient Controlled Analgesia)'다. 환자의 나이와 몸무게에 맞춰 일정한 용량의 진통제를 주기적으로 투여하는 장치로, 통증이 심하면 환자 스스로 진통제의 양을 늘릴 수 있다. 수술 후 통증의 정도가 일정하지 않고 환자마다 통증에 대한 민감도가 다르기 때문에 필요에 따라 진통제를 추가로 투여할 수 있게 한 것이다. 이때도 일정량 이상 주입되지 않도록 설계돼 있어 진통제 과다 투여에 의한 부작용을 미연에 방지하는 매우 안전하고 효율적인 통증 조절 장치다.

이렇게 수술 전부터 수술 후까지 통증 관리에 만전을 기하는 것은 통증이 회복 속도에 영향을 미치기 때문이다. 통증이 극심하면 스트레스 호르몬이 나오는데, 이는 상처 회복을 더디게 한다. 그래서 통증 관리는 수술만큼이나 치료에 중요한 요소다.

코 수술의 종류

이비인후과에서 많이 하는 코 수술은 비염 수술, 축농증 수술, 비중격만곡증 수술, 코물혹 수술 네 가지다. 콧대를 높이거나 코

끝의 모양을 다듬는 코 성형도 이비인후과 영역의 수술이지만, 여기에서는 질병을 치료하는 수술에 한정해서 알아보겠다.

간혹 비염 수술이나 비중격만곡증 수술을 받은 뒤 코 모양이 예뻐졌다고 말하는 이가 있는데, 이는 불가능한 이야기다. 콧병을 고치는 수술을 하면서 코 성형을 같이하지 않으면 코 모양은 절대 바뀌지 않는다. 나 역시 비염 수술을 받았지만, 코 모양은 수술 전에도 수술 후에도 여전히 마음에 들지 않는다.

사실, 콧병을 고치는 수술은 하지 않으면 목숨이 위험해지는 그런 수술은 아니다. 그래서 환자에게 지금 당장, 반드시 수술해야 한다고 단정적으로 말하기 어렵다. 하지만 수술을 결정하는 기준은 있다. 수술해도 좋고 하지 않아도 좋은 상황이라면 수술을 권하지 않는다. 어느 의사가 보더라도 수술하지 않으면 손해라고 판단할 환자에게만 수술을 권한다. 단순하지만 가장 효율적인 기준이다.

축농증과 코물혹 수술

축농증 수술은 부비동에 쌓인 염증성 분비물과 염증 조직을 제거하고 비강으로 연결되는 부비동 입구를 넓혀 환기가 잘 되게 하는 수술이다. 옛날에는 축농증 수술을 할 때 위턱뼈를 깨고 부비동에 접근해 수술했지만, 이제는 메스를 사용할 필요 없이 내시경으로 콧속 부비동을 직접 들여다보며 수술한다.

대부분의 축농증 수술은 미세절삭기를 이용한 내시경 수술로 충분하지만 좀 더 정확하고 안전한 수술이 필요할 때는 내비게이션 시스템을 활용한다. 내비게이션은 환자의 코 CT 영상을 3차원으로 구현해 실시간으로 위치를 확인하면서 수술할 수 있게 해주는 장치다. 예전에 축농증 수술을 받았거나, 부비동에 염증이 심해 내시경상에서 수술 부위의 경계가 모호하게 보이거나, 병변 주변에 뇌나 안구, 큰 뇌혈관이 있어 내시경으로 접근하기 어렵거나, 위험한 경우에 적용한다.

환자가 고령이거나 코뼈 성장이 끝나지 않은 17세 이하인 경우 등 일반적인 축농증 수술을 하기 어려울 때는 부비동 풍선 확장술을 권한다. 가는 관을 통해 풍선 카테터를 부비동으로 밀어 넣은 뒤 이를 팽창시켜 좁아진 부비동 입구를 넓히고 부비동을 세척하는 시술이다. 부비동 풍선 확장술을 실시하면 부비동에 쌓인 점액이 잘 배출되고 환기도 잘 돼 증상이 좋아진다. 부비동 풍선 확장술은 미세절삭기를 이용한 내시경 수술과 달리 뼈나 점막을 제거하지 않기 때문에 출혈과 통증이 적고 회복이 빠르지만 모든 축농증에 적용할 수 있는 것은 아니다. 환자의 증상이 이 시술에 적합한지 충분히 검토한 후 시술 여부를 결정해야 한다.

축농증 수술을 하면서 코물혹 수술을 함께하는 경우가 많다. 코물혹은 다른 콧병 없이 단독으로 생기기보다는 대개 축농증에 동반돼 나타난다. 축농증에 코물혹이 동반되면 근본적인 치료를 위해 수술해야 한다. 코물혹 수술은 물혹을 잘라내되, 물혹의 뿌리까지 완전히 제거하는 것이 중요하다. 이렇게 해야 물혹이 다시 자라는 것을 억제할 수 있기 때문이다. 코물혹 수술 역시 내시경을 사용하며, 미세절삭기로 물혹을 자르는 동시에 흡입해서 제거한다.

축농증 수술을 할 때는 한 가지 수술만 할 수도 있고, 동반된 질환에 따라 두 가지 이상의 수술을 동시에 할 수도 있다. 한 가지 수술만 할 때는 20~30분 정도 걸리지만, 두 가지 이상의 수술을 한꺼번에 할 때는 그에 비례해 수술 시간이 길어진다.

비중격만곡증 수술

비중격만곡증 수술은 휘어진 비중격을 바로 세우는 수술로, 이 수술만 단독으로 시행하는 경우는 거의 없고 비염이나 축농증 수술과 같이 한다. 비중격이 휘어진 모양은 매우 다양하다. C 자나 S 자 형으로 휘는가 하면, 비중격의 일부가 두꺼워지거나 마치

비중격만곡증 수술 과정

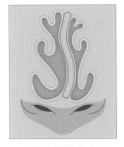
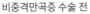
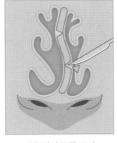
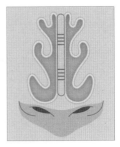

비중격만곡증 수술 전　　　비중격만곡증 수술　　　비중격만곡증 수술 후

혹이 있는 것처럼 돌출돼 있기도 하다. 비중격만곡증 수술은 휘어진 부분을 절단해 적당히 잘라낸 뒤 일렬로 정렬하거나 두꺼운 부분을 제거해 비중격이 비강 한가운데 똑바로 서 있게 하는 식으로 진행된다. 수술로 비중격을 바로 세워도 겉으로 보이는 코 모양은 전혀 달라지지 않는다.

비염 수술

비염 수술은 두 가지 종류가 있는데, 주요 증상에 따라 수술 방법이 달라진다. 재채기나 콧물이 심하면 비강 점막의 민감도를 줄이는 수술을 한다. 염증이 심한 비갑개 표면을 인위적으로 응

하비갑개 절제술

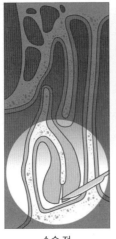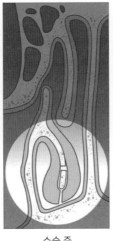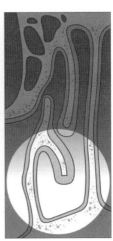

수술 전 　　　　수술 중 　　　　수술 후

고시켜 점막에 새살이 돋아나게 하는 것이다. 과거에는 레이저를 이용해 점막을 응고시켰으나 최근에는 고주파나 아르곤 가스를 이용해 수술한다. 아르곤 가스에 고온을 가하면 플라즈마가 발생하는데, 이를 점막 표면에 노출시키면 점막이 응고된다. 이후 점막에 새살이 돋으면 점막의 민감도가 줄어들면서 재채기나 콧물 증상이 사라진다. 먼지 가득한 헌 카펫을 걷어내고 깨끗한 새 카펫을 까는 것과 비슷하다고 생각하면 된다. 물론 수술 효과를 지

고주파 비염 수술

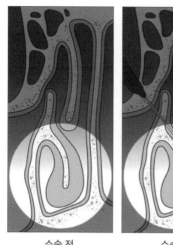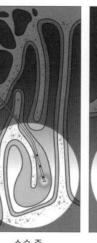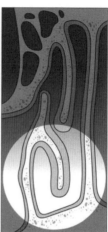

수술 전   수술 중   수술 후

속시키기 위해서는 카펫을 깨끗하게 잘 관리해야 한다.

비염 증상 중에서도 코막힘이 특히 심할 때는 하비갑개의 부피를 줄여 비강에 공기가 잘 통하게 한다. 하비갑개는 하비갑개 뼈와 이를 둘러싼 점막으로 구성돼 있는데, 점막만 커졌다면 이를 축소하는 수술을 하고 뼈까지 커졌다면 뼈를 일부 잘라낸다. 하비갑개 점막의 크기를 줄일 때는 코블레이터라는 수술기기를 많이 사용한다. 코블레이터는 40~70도 정도의 열을 내는 저온 고주파 수술기기로, 레이저 수술에 비해 좀 더 정밀하게 수술할 수 있고 열에 의한 주변 조직의 손상이 거의 없어 회복도 빠르다.

수술만큼 중요한 수술 후 관리

이 책의 첫머리에 콧병은 치료가 반이고 관리가 반이라고 했는데, 이 명제는 코 수술에도 똑같이 적용된다. 수술이 아무리 잘 됐더라도 회복기에 잘 관리하지 않으면 기대한 효과를 온전히 누리지 못하는 것은 물론 최악의 경우 콧병이 재발할 수도 있다. 여기서 회복이라고 하는 것은 수술 부위의 부기가 가라앉고 상처가 아무는 것만 얘기하는 게 아니다. 코 수술을 한 환자들은 패킹했던 솜이나 거즈를 완전히 제거하고 콧속 부기가 가라앉아 숨 쉬기 편해지면 다 회복됐다고 생각하는데 그렇지 않다. 보통 비강이나 부비동의 점막 조직이 완전히 재생될 때까지를 회복기로 보는데, 그 기간은 평균 3개월 정도다. 이 기간을 잘 보내면 이후의 일상은 수술 전과 완전히 달라진다. 코로 시원하게 숨 쉬는 기쁨을 날마다 누릴 수 있게 되는 것이다.

코 수술을 받은 직후에는 수술 부위의 부기를 가라앉히고, 수술로 인한 상처가 빨리 회복되도록 하는 것이 무엇보다 중요하다. 수술 후 코를 패킹한 큰 심지는 4~5일 후에 제거한다. 이때부터 생리식염수로 코 세척을 시작하는데 하루 두 번, 아침저녁으로 한다. 코를 풀고 싶을 때는 콧속에 생리식염수를 몇 방울 넣은 뒤 흘러나오는 것을 가볍게 닦는다. 숨 쉬기 불편하더라도 1~2주 정도는 솜으로 코를 막고 다니면 딱지가 덜 생기고 점막도 더 빨리 회복된다. 수술을 받고 나서 2주 동안은 사우나 대신 샤워를, 격렬한 운동 대신 가벼운 산책을 해야 한다. 비행기 탑승은 4주 후부터 가능하다. 최소 2개월은 금연, 금주하는 것이 좋다. 해외에 거주하다가 일시 귀국해 코 수술을 받았다면 출국 날짜를 수술 4주 후로 잡아야 하는 이유다.

코 수술을 한 후, 특히 축농증 수술을 한 후에는 감기에 걸리지 않도록 조심해야 한다. 감기에 걸리면 콧속 비강의 점막이 다시 부어서 애써 치료한 비염이나 축농증이 덧나기 쉽다. 3개월 후 특별한 증상이 없으면 코 세척을 하루 한 번으로 줄이되, 중단하지 말고 꾸준히 한다. 적정 실내 습도를 유지하고, 갑자기 찬바람에 노출되지 않도록 주의하는 등 일반적인 코 건강 관리법대로 코를 관리하면 된다.

지켜야 할 것이 많아 보이지만, 습관이 되면 어렵지 않다. 자기 전에 샤워하면서 코 세척을 하고, 실내 습도와 온도를 적절하게 유지하고, 일교차가 클 때는 마스크를 쓰고, 술·담배를 안 하면 생활하는 게 훨씬 편해질 것이다. 여기에 더해 일주일에 두세 번 땀이 날 정도로 운동하고, 늘 물병을 들고 다니면서 수분 섭취량을 늘리면 콧병과 영원히 이별할 수 있다.

콧속에
혹이 생겼다면?

코막힘은 거의 모든 콧병에 나타나는 증상이다. 비염으로 콧속 비강의 점막이 부어도, 축농증으로 부비동이 꽉 막혀도, 비중격이 휘어 비강이 좁아져도 코가 막힌다. 이 외에도 코막힘을 유발하는 콧병이 하나 더 있다. 바로 코물혹이다. 코물혹은 콧속 비강이나 부비동에 생기는 물혹으로, '비용종'이라고도 부른다.

비강이나 부비동의 표면은 점막으로 돼 있는데, 점막의 염증조직이 변성을 일으켜 물혹으로 자라는 것이다. 내시경으로 들여다보면 코물혹은 껍질을 벗긴 포도알처럼 생겼으며 양쪽 코에 다 있는 경우가 많다. 코물혹은 여러 개가 뭉쳐 자라는 경향이 있는데, 크기가 제각각이다. 아주 큰 것은 아기 주먹만 해서 콧구멍처럼 보일 정도다. 코물혹이 이렇게 커지면 그쪽 콧구멍으로는 숨을 쉬기 어렵다.

코물혹이 크거나 오래되면 혹시 암으로 악화되지는 않을까 많이 걱정하는데, 다른 부위에 생기는 물혹(용종)과 달리 코물혹은 암으로 발전할 가능성이 낮다. 하지만 간혹 콧속의 양성 종양이나 악성 종양(암)이 코물혹과 비슷하게 보일 수 있으므로 종양이 의심될 때는 조직 검사를 해서 종양인지 확인해봐야 한다.

코물혹이 있으면 코가 막히는 것은 당연하고 냄새도 잘 맡지 못한다. 비강 천장 쪽에 냄새를 맡는 후각세포가 있는데, 코물혹이 그 앞을 가로막아 냄새 전달 물질이 후각세포에 닿지 못하기 때문이다. 코가 막혀 코로 시원하게 숨을 쉬지 못하니 머리가 아프고, 콧소리가 나며, 코골이가 생기기도 한다.

코물혹은 상악동 입구와 연결되는 비강의 중비도(중비갑개와 하비갑개 사이)에 많이 생기고, 상악동 안에서도 발견된다. 다른 콧병 없이 코물혹만 있는 경우는 거의 없다. 대부분 축농증이 동반되는데, 축농증 환자의 10~30%에서 코물혹이 발견되기도 한다. 알레르기 비염, 천식과도 관련이 크며, 아스피린 과민증이 있는 환자도 많다. 코물혹이 동반된 축농증은 코물혹이 없는 축농증에 비해 증상이 심각하고, 수술 후에도 쉽게 재발하는 경향이 있다.

축농증이나 비염 같은 콧병은 먼저 약물로 치료하지만, 코물혹을 근본적으로 없애는 데는 약물보다 수술이 효과적이다. 코에 뿌리는 스테로이드 스프레이나 먹는 스테로이드제로 물혹의 크기를 줄일 수는 있으나 완전히 없어지지는 않고 얼마 지나지 않아 다시 자라기 때문이다.

코물혹은 수술로 어렵지 않게 제거할 수 있지만 문제는 재발이다. 모든 환자가 재발하는 것은 아니다. 천식이나 아스피린 과민증, 알레르기 비염이 있는 환자가 재발 가능성이 좀 더 높다. 재발이 우려될 경우, 수술 후 일정 기간 동안 스테로이드 스프레이를 쓰고 코 세척을 꾸준히 하면 재발률을 낮출 수 있다.

3장
—
어린이 콧병과 코골이의 모든 것

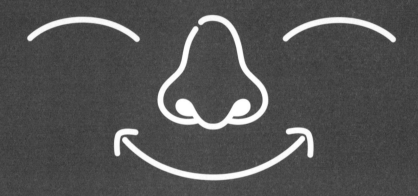

어린이
콧병

시원한 코로 하늘을 날다

축농증, 그중에서도 급성 축농증 환자 가운데는 특히 어린이가 많다. 어린이는 축농증을 부르는 감기에 더 자주 걸리고 부비동이 완전히 발달하지 않아 감기가 축농증으로 쉽게 번지기 때문이다. 10대로 접어들면서 축농증 환자가 점차 줄어들다가 고등학생이 되면 다시 축농증 환자가 많이 보이기 시작한다. 입시 준비를 해야 하는 이 시기에 축농증 때문에 집중해서 공부하기 어렵다고 호소하는 학생을 쉽게 볼 수 있다.

20여 년 전 한 고등학생 환자를 만났다. 고등학교 3학년인 이 환자는 축농증 때문에 집중력이 떨어지는 것 말고도 다른 큰 고민을 하나 더 안고 있었다. 파일럿을 꿈꾸며 공군사관학교에 진학하기 위해 준비 중이라고 했다. 공군사관학교에 들어가려면 신체검사와 체력 검정을 통과해야 하는데, 이 학생의 코로는 체력 검정은 물론이고 신체검사를 통과하는 것도 쉽지 않아 보였다. 어찌 입학하더라도 학생의 코 상태로 공군 조종사가 되기 위한 고강도 훈련을 견뎌낼 수 있을지 걱정됐다. 그럼에도 불구하고 공군사관학교 입학에 대한 의지는 무척 강했다.

아버지 손에 이끌려 병원에 온 학생을 면밀히 살폈다. 자신의 코 상태가 얼마나 심각한지 전혀 알지 못하는 학생에게 입시가 코앞에 닥친 상황이지만 조심스레 축농증 내시경 수술을 권했다. 축농증 수술을 할 때는 부비동의 염증을 없애고, 부비동 입구의 코뼈를 일부 제거해 입구를 넓힌다. 그래야 수술 후 부비동이 잘 환기돼 축농증이 재발하지 않는다. 그런데 코뼈는 일반적으로 만 15~16세가 되어야 성장이 끝나기 때문에 그 이전에는 수술을 권하지 않는다. 그렇다고 해서 16세 이하 어린이나 청소년이 축농증 수술을 절대로 할 수 없는 것은 아니다. 축농증으로 인해 심각한 합병증이 있거나, 증상이 아주 심한데 약물 치료로는 도저히 좋아지지 않는다면 수술을 고려할 수도 있다.

축농증 수술에 내시경 기법이 도입되기 전에는 위턱뼈(상악)를 깨고 부비동으로 접근해 수술을 했다. 어른도 견디기 힘든 이 수술을 어린이나 청소년에게 하려면 당연히 부담이 클 수밖에 없다. 하지만 30여 년 전 내시경 수술이 도입되면서 상황이 변했다. 10대 이하 어린이나 청소년의 축농증 수술 건수가 해마다 증가하고 있는데, 이는 내시경 수술 기법과 미세절삭기 등 수술기기가 크게 발전한 덕분이다. 실제로 2012년 어린이·청소년의 축농증 수술 건수는 3300건 정도인데 2018년에는 6200건을 기록했다. 6년 만에 2배 가까이 늘어난 것이다. 같은 해 전체 축농증 수술 건수가 6만 6000건이니 10건 중 1건은 어린이·청소년 수술인 셈이다.

이 학생을 진료한 것은 내가 축농증 내시경 수술을 한 지 10년이 다 돼가던 무렵이었다. 그간의 수술 경험을 고려할 때 이 사례는 수술할 때 여러 가지 감안해야 할 점이 많아서 까다롭기는 했지만, 학생과 아버지의 의지가 강했기에 곧바로 수술하기로 결정했다. 다행히 환자의 부비동 발달 상태는 성인과 다름없었다. 수술 결과가 좋았고 회복 기간에 지켜야 할 사항을 모범생처럼 잘 따랐기에 회복도 빨랐다. 수술 직후에는 코 패킹과 수술 부위의 부기로 인해 수술을 받기 전보다 오히려 더 코가 막혀서 많이 힘들다. 그럼에도 불구하고 병실에서도 책을 놓지 않는 학생의 모습에 놀랐고, 한편으로는 안쓰럽기도 했다.

해가 바뀌어 1월 어느 날, 학생과 아버지가 다시 병원을 찾았다. 아버지는 손수 담갔다는 인삼주를 건네며, 아들이 공군사관학교에 합격했다는 반가운 소식을 전해주었다. 그 후로도 학생은 1년에 두 번은 꼭 진료받으러 왔다. 공군사관학교를 다니는 중에도 여름방학과 겨울방학 때마다 병원에 들러 코 상태를 점검하고 필요한 치료를 했다. 자주 진료할 수 없는 상황이었기에 코를 건강하게 유지하려면 어떻게 해야 하는지 진심을 다해 설명해주었다. 이렇게 매년 두 번은 꼭 만나다 보니 학생이 성장하는 모습을 지켜보는 듯한 기분도 들었다. "건강하게, 그리고 열심히 공부해서 꼭 훌륭한 전투기 조종사가 되었으면 좋겠다"고 했더니 "성적이 상위 10% 이내 들어야만 전투기 조종사가 될 수 있다"며 쉽지 않음을 내비치기도 했다.

학생과의 인연은 공군사관학교를 졸업한 뒤에도 이어져 진료를 할 때마다 "드디어 전투기 조종사가 되었다"거나 "최신 기종인 F-15의 조종간을 잡았다"는 근황에 나도 모르게 입꼬리가 올라갔다. 그리고 몇 년 뒤, 오랜만에 병원을 찾은 환자가 당분간 미국에 머물게 됐다며 급할 때 쓸 약이 필요하다고 했다. 곧 우리나라에 도입되는 F-35의 국내 첫 조종사로 선발돼 비행 훈련을 받으러 미국에 간다고 했다.

더벅머리 고등학생이 공군사관학교 생도가 되고, 전투기 조종사의 꿈을 이루더니, 이제는 국내 최고의 파일럿이 된 모습에 괜스레 내가 뿌듯했다. 한 인간의 성장에 작은 디딤돌을 놓아주었다는 보람과 그 디딤돌을 딛고 나날이 성장해 나라의 중요한 인재가 된 것에 대한 고마움에 가슴이 울컥했다.

어린이와 청소년의 콧병은 성인과 조금 다른 양상을 보인다. 콧속 구조가 성장하면서 크게 변하기 때문이다. 어렸을 때의 콧병은 어른이 되어서도 큰 영향을 미친다. 그래서 어린이나 청소년의 콧병에 접근하는 방법은 성인과 조금 달라야 한다. 더 중요한 점은 어렸을 때부터 코 관리를 잘 하고, 이것이 습관화되면 성인이 되어서도 콧병으로 크게 고생하지 않는다는 것이다. 이번 장은 어린이·청소년을 키우는 부모가 특히 관심을 갖고 숙지하기 바란다.

어른의 콧병과 어린이의 콧병은 다르다

어린이의 코 구조는 어른과 다르다. 크기가 작은 것은 물론이고 구조적으로도 다르다. 또한 성장하는 과정에서 구조가 크게 변한다. 그래서 어린이의 콧병은 성인과 다른 양상을 보이고 치료 방법에도 차이가 있다.

갓 태어난 아기는 모든 것이 작고 여리다. 콧속 비강의 크기가 작아서 점막이 조금만 부어도, 콧물이 조금만 고여도 코가 막혀 그렁그렁하는 소리가 난다. 특히 신생아는 코가 막히면 호흡이 곤란해질 수 있다. 신생아는 입으로 숨 쉬는 기능(구호흡)이 아직 발달하지 않아 오직 코로만 숨 쉴 수 있다. 구호흡은 생후 4~6주가 지나야 가능해진다.

태어난 후 변화가 가장 큰 콧속 구조는 부비동으로, 갓 태어난 아기와 성인의 부비동은 완전히 다르게 생겼다. 성인은 코를 둘러싸고 좌우 대칭으로 모두 네 쌍의 부비동이 있다. 눈 아래 뺨 안쪽에 상악동, 눈썹 위 이마 안쪽에 전두동, 미간에 사골동, 코 가장 안쪽 뇌 바로 아래 접형동이 있다. 이에 비해 갓 태어난 아기는 상악동이 콩알만 하고, 전두동과 사골동은 아직 형태적으로 분리되지 않았으며, 접형동은 생기지도 않았다. 게다가 네 쌍의 부비동이 같은 속도로 발달하는 게 아니라 분화하고 커지는 속도가 제각각이다.

부비동 중 가장 큰 상악동은 태어난 직후부터 3세까지, 그리고 7~12세 때 급속히 커지고, 그 후에도 불규칙하게 조금씩 자라나 15~16세 때 완성된다. 사골동은 생후 6개월이 지나면서 X-레이 상에서 보이기 시작해 12세쯤이면 성인과 비슷한 크기로 자란다.

전두동은 6세가 되어야 X-레이상으로 구별되고, 20세까지 성장한다. 접형동은 3세 이후 자라기 시작하는데, 발달 속도나 최종 크기는 개인마다 차이가 있다.

이처럼 어린이의 코는 구조나 기능이 모두 미숙해서 염증이 잘 생기고, 조금만 부어도 증상이 심하게 나타나며, 빠르게 악화된다. 어린이의 콧병을 치료할 때는 이런 구조적인 특징을 정확하게 파악하고 접근해야 한다.

시작은 아토피, 결국엔 알레르기 비염으로

알레르기 비염으로 인한 불편함은 겪어본 사람이 제일 잘 안다. 그래서 이런 불편함이 자녀에게 대물림되지 않기만을 바란다. 하지만 이런 바람과 달리, 알레르기 질환은 유전될 가능성이 상당히 높다. 한쪽 부모가 알레르기 증상을 보일 때 자식에게 같은 알레르기 질환이 나타날 확률은 50~60% 정도고, 양쪽 부모가 다 알레르기 질환이 있을 때는 확률이 75~80%로 높아진다. 게다가 알레르기는 하나의 질환에 그치는 것이 아니라 성장하면서 다른 알레르기 질환으로 바뀌어 나타나는 경향이 있다. 이를 '알레르기 행진'이라고 한다. 음식 알레르기, 아토피 피부염, 천식, 알레르기 비염 등의 알레르기 질환이 순서에 따라 발병한다.

맨 먼저 나타나는 것은 음식 알레르기와 아토피 피부염이다. 음식 알레르기는 태어난 직후부터 나타날 수 있으며, 생후 6~12개월쯤 가장 많이 발생하다가 이후 서서히 줄어든다. 이어서 아토피 피부염이 나타나는데, 1~2세 무렵 환자가 가장 많다가 이후 완만하게 감소한다. 다음으로 나타나는 것은 천식으로, 3세까지 급격히 증가한다. 알레르기 비염은 날 때부터 갖고 있지만 증상이 뚜렷하게 나타나는 것은 4~5세경으로, 이후 환자 수가 점점 증가해 청소년기에는 천식을 앞지를 정도로 많아진다.

알레르기 행진으로 나타나는 질환 중에서 알레르기 비염과 천식은 특히 밀접한 관계가 있다. 알레르기 비염이 생기는 비강의 점막과 천식이 생기는 하기도의 점막이 서로 이어져 있을 뿐만 아니라 해부학적으로나 생리학적으로 매우 유사하고, 두 질환을 유발하는 면역 반응 역시 거의 흡사하기 때문이다. 실제로 천식 환자의 75~80%가 알레르기 비염이 있고, 알레르기 비염 환자의 15~40%가 천식 증상이 있다. 또한 비염이 악화되면 천식도 같이 악화되는 특징을 보인다. 그래서 두 질환을 묶어 '하나의 기도에 나타나는 하나의 질환(one airway, one disease)'이라는 개념으로 접근하고 치료한다. 최근에는 이 개념이 축농증까지 확장되고 있다. 천식 환자의 상당수가 축농증을 앓고 있으며, 이런 유형의 축농증은 재발률이 높다는 특징이 있어 그에 맞는 치료 방법이 개발되고 있다.

상기도 질환인 알레르기 비염과 축농증 치료는 하기도 질환인 천식에 영향을 미친다. 알레르기 비염을 잘 치료하면 천식 증상이 좋아지고, 중증 천식 증상이 나타날 가능성이 줄어든다. 면역 요법으로 어린이의 알레르기 비염을 치료하면 이후 천식 발병률이 감소한다. 천식이 동반된 축농증은 쉽게 재발하는 경향이 있어 일반적인 축농증 치료와는 약간 다른 방법으로 치료한다. 축농증이 잘 치료되면 천식 증상이 완화되고, 폐 기능도 좋아진다.

영유아기에 음식 알레르기나 아토피 피부염이 있다면 성장하면서 알레르기 비염이나 천식이 발병할 가능성을 염두에 두어야 한다. 알레르기 질환을 완벽하게 없앨 수는 없지만 관리할 수는 있다. 알레르기는 한번 항원에 노출돼 체내에 항체가 생긴 후 또다시 항원에 노출되면 증상이 시작되는데, 그다음부터는 약한 항원에도 과잉 면역 반응이 작동해 증상이 나타난다. 따라서 최대한 항원에 노출되지 않도록 하는 것이 무엇보다 중요하다.

알레르기를 일으키는 항원이나 증상을 악화시키는 요인은 사람마다 다르다. 알레르기 검사로 항원이 무엇인지 확인하고, 그에 맞게 대비하는 것이 중요하다. 알레르기는 건조한 공기나 급격한 온도 차, 먼지나 황사·매연 등 대기오염 물질, 피로, 스트레스 등에 의해 악화되는데, 유독 민감하게 반응이 나타나는 조건이 있을 수 있다. 어떤 환자는 먼지가 많으면 예외 없이 증상이 악화된다. 한 줄기 찬바람에 바로 코가 반응하기도 한다. 어떤 환경과 조건에서 증상이 나타나거나 악화되는지 유심히 살펴 그에 맞게 환경을 관리해야 한다. 알레르기 환자라면 가슴속 깊이 '지피지기(知彼知己)면 백전백승(百戰百勝)'이라는 경구를 새겨두기 바란다.

반복되는 코피, 비염의 신호

어린이는 어른 못지않게 코피가 자주 나는데, 대부분 손으로 코를 파다가 코피가 난다. 코가 간지럽거나 당기는 느낌이 있거나 코딱지가 있으면 자신도 모르게 코로 손이 가서 코를 비비든가 콧구멍을 후빈다. 이러다가 코피가 나는 것이다.

어쩌다 한두 번 코피가 나는 것은 지혈만 잘 되면 크게 걱정할 일이 아니다. 하지만 코피가 자주 난다면 콧속이 건조하다는 신호로 봐야 한다. 더 나아가 비염은 아닌지 확인해봐야 한다. 코피가 나지는 않더라도 수시로 코를 만지고 심하게 비벼도 혹시 비염이 아닌지 살펴봐야 한다. 어린아이는 자신의 증상을 어른처럼 말로 정확하게 표현하지 못한다. 그저 울거나 행동으로 표현할 수밖에 없어서 부모는 마치 스무고개 하듯 아이의 상태를 이리저리 살펴야 하는데, 코를 자주 만지거나 코피가 나는 것은 비염의 신호일 수 있다.

비염이 있는 코의 점막은 정상적인 점막보다 예민하고 건조하다. 비염이 있는 상태에서 실내 습도가 낮으면 콧속이 더 건조해져 코가 당기고 불편한 느낌이 든다. 그래서 코로 손이 자주 가고, 코를 후벼서 코피가 난다. 아침에 일어나 보니 아기의 코에 피가 묻어 있는 경우가 종종 있는데, 잠자는 동안 실내가 건조하면 콧속이 더 예민해져 사소한 자극에도 쉽게 코피가 나기 때문에 생기는 일이다.

어린이집에서 달고 온 감기, 축농증 된다

흔히 아기는 감기를 '달고 산다'고 하는데, 과장이 아니다. 초등학교에 들어가기 전의 영유아가 감기로 병원을 찾는 횟수는 연평균 6.5회로 다른 연령대에 비해 2~3배 많다. 영유아는 호흡기가 약해 감기에 쉽게 걸리는데, 어린이집이나 유치원 같은 집단 시설에서 생활하는 시간이 길어지면서 바이러스에 노출되는 기회가 더 많아지기 때문에 감기에 걸리는 일이 더욱 잦다.

감기는 감기 바이러스에 감염돼 발병하는데, 열이 오르고 기침이나 콧물이 나면서 코가 막히는가 하면 전신 통증도 생긴다. 이런 증상은 바이러스를 물리치기 위해 면역 기관이 열심히 싸우느라 나타나는 것이다. 이렇게 치열한 싸움을 이겨내면서 아기의 면역 체계는 조금씩 성장한다. 면역 체계는 학습 능력이 있어서 바이러스나 세균이 침투하면 이를 기억했다가 나중에 같은 병원체가 공격해오면 훨씬 더 효율적으로 대처한다. 이처럼 감기는 면역 체계를 발달시키는 효과가 분명히 있다.

코로나19가 대유행하던 3년 동안 모두가 마스크를 열심히 쓰고, 보육 시설에 다니는 아기들은 감기 증상이 조금만 나타나도 집에서 보호했다. 학생, 직장인도 마찬가지였다. 바이러스 전파를 막으려는 노력 덕분에 감기나 독감 환자가 크게 줄었다. 그런데 코로나19 종식을 선언한 그해 봄, 감기 환자가 급격히 늘었다. 특히 어린이 환자가 많았는데, 증상도 예년보다 심했다. 마스크 의무 착용이 해제되면서 마스크를 벗어 던진 탓도 있지만, 3년 동안 감기와 싸우는 법을 배울 기회가 없었던 면역 체계가 감기에 속수무책으로 당한 측면도 크다.

가벼운 감기는 면역 체계의 힘을 길러준다. 하지만 때로는 감기가 감기에 그치지 않고 다른 호흡기 질환을 유발하는데, 대표적인 것이 바로 급성 축농증이다. 감기는 약물 치료를 하면서 푹 쉬면 대부분 일주일 이내 낫고, 길어도 열흘을 넘기지 않는다. 그런데 감기에 걸린 뒤 2주일이 지나도 낫지 않고, 기침이나 누런 콧물이 나고 코가 막힌다면 감기가 아니라 급성 축농증일 가능성이 크다. 어린이는 부비동이 성인보다 작아서 염증성 분비물이 조금만 쌓여도 가득 차고 잘 배출되지 않아 급성 축농증에 쉽게 걸린다.

감기와 축농증은 치료 방법이 다르다. 감기는 증상을 완화하는 대증적인 약물을 주로 쓰는데, 이런 약으로는 축농증이 낫지 않는다. 축농증은 거의 대부분 세균에 감염돼 발병하기 때문에 초기에 항생제로 치료하는 것이 표준적인 치료법이다. 급성 축농증이 발병했는데도 불구하고 그냥 '오래가는 감기' 정도로 여기고 제대로 치료하지 않으면 만성 축농증으로 악화될 수 있다. 만성 축농증으로 악화되면 항생제를 더 많이 써야 하고, 치료 기간도 더 오래 걸린다. 감기처럼 보이는 증상이 2주 넘게 나타나면 반드시 병원을 찾아 정확한 진단을 받아야 한다.

어린이
코골이

모두 다 병은 아니지만…

쌔근쌔근 잠자는 어린아이의 모습은 언제 봐도 사랑스럽다. 심지어 코 고는 소리도 노래처럼 들린다. 어린아이가 코를 골면 '낮에 신나게 잘 놀아서 피곤한가 보다' 하고 생각한다. 아주 잘못된 생각은 아니다.

코골이는 흔히 코에서 나는 소리라고 생각하지만, 사실은 코가 아니라 목에서 나는 소리다. 숨 쉴 때 공기는 코로 들어가 목을 지나 폐로 들어가는데, 공기가 지나는 길인 기도의 일부가 좁아지면 공기 압력이 세지고 이것이 기도 주변의 혀뿌리나 목젖 등 구조물을 진동시켜 소리가 난다. 이것이 바로 코골이다. 피곤할 때 코골이가 심해지는 것은 기도 주변의 구조물이 평소보다 더 늘어져 기도가 좁아지기 때문이다. 신체가 피로하면 이를 해소하기 위해 잠자는 동안 근육이 이완되는데, 기도 주변의 구조물을 잡고 있는 근육 역시 이완된다. 그래서 아주 피곤한 날이면 어른이든 어린아이든 상관없이 코를 곤다.

가끔씩 피곤한 날에 코를 고는 것은 병이 아니고, 어찌 보면 당연한 현상이다. 하지만 코골이가 자주 반복된다면 좀 더 신경 써서 살펴봐야 한다. 특별한 일이 없는데도 습관적으로 코를 골면 병적인 원인이 있는 것은 아닌지 확인해보자. 일반적으로 일주일에 4일 이상을 기준으로 삼는다. 코골이 횟수도 중요하지만 또 한 가지 유념해서 살펴봐야 할 것은 수면무호흡증이다. 코골이가 기도의 일부가 좁아져 생기는 문제라면, 수면무호흡증은 기도가 잠깐씩 막혀 아예 숨을 못 쉬는 상태가 반복되는 것을 말한다. 이 둘은 소리로도 어느 정도 구별할 수 있다. 코골이일 때는 "드르렁 드르렁" 하는 소리가 난다면 수면무호흡증일 때는 "커억 컥" 하면서 숨을 몇 초 동안 멈췄다가 내쉰다. 당연히 수면무호흡증이 코골이보다 위험하다.

수면무호흡증이 있는 어린이는 자는 모습이 다른 아이들과 좀 다르다. 코골이가 심하고, 잠깐씩 숨을 멈추기도 하며, 땀을 흘리거나, 몸부림이 심하다. 또 목을 뒤로 꺾거나 앉아서 자는 등 특이한 모습으로 자는가 하면, 5살이 넘어서도 밤에 소변을 가리지 못하고 이따금 실수를 한다. 아침에 잘 깨지 못하고, 일어난 후 머리가 아프다고 하며, 코로 숨을 쉬지 못하고 습관적으로 입으로 숨을 쉰다. 아이가 이런 증상을 보이면 수면무호흡증일 가능성이 크다.

어린이의 코골이나 수면무호흡증은 어른과 달리 성장 발달에 직접적인 영향을 미친다. 성장호르몬은 잠잘 때 많이 분비되는데, 특히 '깊은 수면'에 들었을 때 가장 많이 나온다. 깊은 수면은 '서파 수면'이라고도 하는데, 뇌파가 가장 고요해지는 상태로 얕은 잠의 단계를 지나서 도달한다. 코골이나 수면무호흡증은 깊은 수면에 드는 것을 방해해서 성장호르몬이 원활하게 분비되지 않아 성장에 지장이 생긴다. 뿐만 아니라 호흡하는 데 많은 에너지가 필요해 열량 소모가 커지는데, 이 역시 성장을 방해한다. 수면무호흡증이 있으면 잠자는 동안 숨 쉬는 것이 힘겨워 호흡 근육을 움직이는 데 더 많은 노력이 든다. 이렇게 수면 중 에너지 소모가 커지면 신체 성장에 쓸 에너지가 부족해 성장 발달이 느려진다. 실제로 수면무호흡증이 있는 어린이는 대체로 평균보다 키가 작고 왜소하다.

코골이나 수면무호흡증은 집중력이나 학습 효율에도 영향을 미친다. 깊은 잠을 자지 못해 수면의 질이 떨어지면 충분한 시간 동안 잠을 자도 만성적으로 수면 부족을 호소한다. 수면이 부족하면 어른은 무기력해지지만, 어린이는 오히려 과잉 행동이 나타나는 경향이 있다. 집중력이 떨어져 학습 효율이 낮아지기도 한다.

특히 어린이 수면무호흡증은 주의력결핍과잉행동장애(Attention Deficit Hyperactivity Disorder, ADHD)와도 관련이 크다. 수면무호흡증이 ADHD를 유발하는 직접적인 원인은 아니지만, 수면무호흡증이 있는 어린이의 ADHD 유병률은 그렇지 않은 어린이에 비해 2배 이상 높다. 또 수면무호흡증을 치료하면 ADHD 증상도 줄어든다. 어린이가 ADHD 진단을 받았다면 수면무호흡증이 있지는 않은지 살펴보고, 치료를 미루지 말아야 한다.

코골이가 심하면 코로 숨 쉬는 게 힘들어 자신도 모르게 입을 벌리고 자는데, 이런 상태가 오래 계속되면 얼굴 모양도 바뀐다. 턱은 얼굴뼈 중에서 가장 늦게까지 성장해 20세가 되어야 완전히 자란다. 턱뼈가 성장하는 시기에 입을 벌리고 자면 위턱은 앞으로 튀어나오고 아래턱은 목 쪽으로 처지는 이른바 '아데노이드형 얼굴'로 변한다. 이렇게 턱 모양이 변형되면 위턱과 아래턱이 잘 맞물리지 않아 부정교합이 생기고 발음도 부정확해진다.

어린이가 습관적으로 코를 골거나 수면무호흡증이라면 '어려서는 누구나 그럴 수 있는 것'이라고 가볍게 여기지 말고 치료가 필요한 상태가 아닌지 반드시 확인해야 한다.

어린이 코골이의 원인은 편도와 아데노이드의 비대

코골이나 수면무호흡증은 잠자는 동안 호흡하는 공기가 드나드는 숨길, 즉 기도의 일부가 좁아지거나 막혀서 생긴다. 어린이는 어른과 달리 기도가 좁아지는 원인의 80~90%가 편도와 아데노이드에 있다. 편도와 아데노이드가 지나치게 커서 기도가 좁아지는 것이다. 물론 콧병으로 코막힘이 심한 경우나 비만도 영향을 미치지만 가장 중요한 원인은 역시 편도와 아데노이드에 있다.

편도는 입을 벌렸을 때 목젖 양쪽에 도톰하게 보이는 부위이며, 아데노이드는 목젖 뒤에 있어서 육안으로는 보이지 않는다. 목구멍을 둥글게 둘러싸고 있는 편도와 아데노이드는 목으로 들어오는 바이러스나 세균 등 유해균을 막는 면역 기능을 한다. 편도와 아데노이드는 소아기에 면역 기관으로써 역할을 하지만, 점차 전신의 면역 기능이 발달하면서 크기가 작아져 성인이 되면 편도가 잘 보이지 않는 것이 정상이다. 편도와 아데노이드는

정상 편도와 비대한 편도의 비교

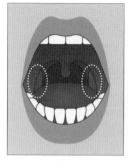 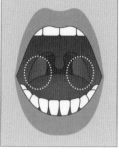 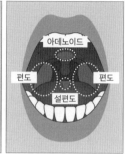

정상 편도   비대한 편도   비대한 편도와 아데노이드

3~8세 때 상대적인 크기가 가장 커서 기도가 좁아진다. 소아기에는 컸던 편도가 서서히 줄어드는데, 구강과 기도가 아직 완전히 자라지 않아 성인에 비해서는 좁다. 그래서 편도나 아데노이드로 인해 호흡에 문제가 발생할 가능성이 크다.

비대한 편도와 아데노이드는 약물이나 기타 다른 방법으로는 크기를 줄일 수 없다. 수술로 제거하는 것이 가장 효과적이며 근본적인 치료 방법이다. 10살도 안된 어린아이가 수술을 받아야 한다고 하면 부모님들은 걱정이 가득한 얼굴로 정말 수술 외엔 다른 방법이 없는지 되묻는데, 안타깝게도 수술 외에는 방법이

정상 편도 · 아데노이드와 비대한 편도 · 아데노이드의 비교

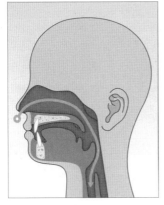

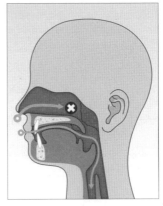

| 편도와 아데노이드 정상일 때
호흡 기류
(코로 숨 쉴 수 있음) | 편도와 아데노이드 비대할 때
호흡 기류
(코로 숨 쉬지 못하고 입으로 숨 쉼) |

없다. 어린이가 편도 · 아데노이드 제거 수술을 받는 경우는 생각보다 흔하다. 해마다 나오는 수술 통계를 보면 9세 이하 어린이가 받는 수술의 절반 이상이 편도 · 아데노이드 제거 수술이다. 그만큼 꼭 필요하고 안전한 수술이라고 볼 수 있다.

편도 · 아데노이드 제거 수술은 말 그대로 편도와 아데노이드를 떼어내는 수술인데, 편도를 둘러싼 피막은 보존하면서 편도를 제거하는 방법(Powered Intracapsular Tonsillectomy and Adenoidectomy,

PITA)으로 수술한다. 어린이의 편도·아데노이드를 제거할 때는 코블레이터라는 저온(40~70도) 고주파 수술기기를 주로 사용한다. 이전에 사용하던 전기소작기나 레이저는 고열을 내기 때문에 수술 시 열에 의해 주변 조직이 손상됐으나 코블레이터는 그런 우려가 없다. 또한 수술 후 통증이 적고, 회복이 빠르며, 출혈 가능성이 낮다는 장점이 있다.

편도·아데노이드 제거 수술을 하려면 전신마취를 해야 한다. 수술 중 기도 반사가 일어날 수 있는데 이를 예방하기 위해서는 전신마취가 가장 안전한 마취 방법이다. 이 수술은 만 3세 이상, 몸무게 15kg 이상이어야 할 수 있다. 만 3세가 넘으면 전신마취로 인한 부작용이 거의 나타나지 않으며, 몸무게가 15kg 이상이면 수술 후 회복기를 견뎌낼 힘이 충분하기 때문이다.

어린이 편도·아데노이드 제거 수술의 효과는 드라마틱하다고 말할 정도로 뛰어나다. 키가 작고 체구가 왜소하던 어린이가 수술 후 쑥쑥 크는 것은 물론이고, 집중력이 좋아져서 성적까지 올랐다며 좋아하는 부모님이 많다.

어린이 콧병의 숨은 원인
편도 · 아데노이드 비대

어른, 아이를 막론하고 이비인후과를 찾는 증상 중 가장 견디기 힘들어하는 것은 코막힘이다. 어린이는 비강이나 부비동이 작아서 코가 더 잘 막히고, 증상도 급속도로 악화된다. 그런데 어린이 코막힘 환자를 진료할 때 어른보다 한 가지 더 살펴봐야 할 게 있다. 바로 편도와 아데노이드다.

코막힘은 비강의 점막이 붓거나 부비동에 염증성 분비물이 가득 차는 등 대부분 코의 문제 때문에 생긴다. 어린이는 이런 콧병 외에 편도나 아데노이드가 커도 코가 막힌다. 코로 들이마신 공기는 비강을 지나 목 입구로 넘어가는데, 이곳에 수문장처럼 자리 잡고 있는 것이 편도와 아데노이드다. 편도와 아데노이드는 면역 기관의 하나로, 목으로 들어오는 세균이나 바이러스를 막는 역할을 한다. 코로 들이마신 공기는 비강을 지나 편도와 아데노이드가 지키고 있는 목 입구를 통과해 후두를 거쳐 폐로 들어간다. 그런데 목 입구의 편도와 아데노이드가 크면 숨길이 좁아져 시원하게 숨을 쉬지 못해 코가 막힌다고 느낀다.

편도와 아데노이드는 4~6세 전후에 가장 컸다가 이후 조금씩 작아지며, 사춘기에 급격히 위축된다. 하지만 구강이나 기도는 편도와 아데노이드보다 천천히 커진다. 3~8세 때 편도와 아데노이드의 상대적인 크기가 가장 커서 이로 인해 여러 가지 문제가 발생한다.

편도와 아데노이드의 상대적인 크기도 문제지만, 이곳에 염증이 자주 생기는 것도 콧병에 한몫한다. 편도와 아데노이드에 염증이 생기면 바로 앞에 있는 비강으로 쉽게 번진다. 특히 어린이는 비강과 상악동(부비동 중에 가장 큰 것)이 서로 긴밀하게 연결돼 있어 축농증에 잘 걸린다. 비강의 바닥과 상악동의 입구가 비슷한 위치에 있고, 상악동의 입구가 어른보다 커서 비강의 염증이 곧장 상악동으로 번진다. 편도와 아데노이드 염증에 비염, 축농증까지 한 세트로 오는 경우도 있다. 그리고 이 세트에는 중이염도 종종 포함된다.

편도로 인해 생길 수 있는 질환에 대해 얘기하는 김에 어린이

들이 자주 앓는 중이염도 짚고 넘어가자. 중이염은 이관편도에 크게 영향을 받는다. 지금까지 목젖 양쪽에 보이는 편도와 목젖 뒤의 아데노이드 두 가지만 언급했지만, 이 외에도 두 종류의 편도가 더 있다. 이관 앞에 있는 이관편도와 혀뿌리 밑에 있는 설편도다. 이 중 이관편도는 콧속 비강과 중이를 연결하는 가늘고 짧은 관인 이관(일명 유스타키오관) 앞에 있어서 이런 이름이 붙었다. 중이는 귀의 고막과 내이 사이의 공간인데, 공기로 가득 차 있으며 이관을 통해 환기가 이루어진다. 이관편도가 원래 크거나, 염증으로 인해 커지면 이관 입구를 막아 중이가 잘 환기되지 않는다. 그래서 중이염이 생기기 쉽다.

어렸을 때 편도와 아데노이드는 면역기관으로서 역할을 한다. 하지만 전신의 면역기관이 성숙하면서 편도와 아데노이드는 크기가 점차 작아지고 역할도 줄어들며 사춘기 이후에는 유명무실해진다. 편도와 아데노이드가 크면 여러 가지 문제가 생겨 수술하는 경우가 많다. 편도와 아데노이드를 제거하면 면역력이 떨어지지 않을까 걱정할 수도 있는데, 이런 걱정을 덜어주는 연구 결과가 많다. 편도와 아데노이드를 수술로 떼어낸 후 몇 년 동안 추적 관찰한 연구를 보면 키도 더 성장하고, 몸무게도 더 많이 늘어나며, 감기나 중이염 같은 감염성 질환으로 병원에 가는 횟수도 줄었다. 우리 몸에 쓸모없는 기관은 하나도 없다지만, 그 쓸모보다 더 많은 문제를 일으킬 때는 적극적으로 치료하는 것이 오히려 이득이다.

편도·아데노이드 비대의 증상과 치료

1. 편도와 아데노이드의 위치

① 편도: 목젖 양쪽에 보임

5세쯤 최대 크기였다가 점차 작아짐

② 아데노이드: 목젖 뒤에 있어 보이지 않음

3세쯤 최대 크기였다가 점차 작아짐

2. 주요 증상

① 편도와 아데노이드의 크기가 너무 커서 기도가 좁아지면

코골이나 수면무호흡증 초래

⇒ 성장 저해, 주간 졸음, 집중력 저하, 학습에 악영향

② 편도와 아데노이드에 염증이 빈발하면 축농증, 비염, 중이염

유발

③ 코막힘이 심해 구호흡이 습관화되면 부정교합 생기고, 얼굴

이 아데노이드형으로 변모

---

3. 편도 · 아데노이드 제거 수술이 필요한 증상

① 편도 · 아데노이드 비대로 폐쇄성 수면무호흡증 발생

② 고열 동반한 편도염이 1년에 3~4회 이상 발병

③ 축농증, 중이염 등 합병증 동반

④ 약물 치료로 증상이 좋아지지 않음

4. 수술 방법

① 편도 · 아데노이드를 제거하거나 크기를 줄여 기도 넓힘

⇒ 코골이, 수면무호흡증이 없어지고 편도염 등 합병증 예방

② 편도 · 아데노이드 수술: 편도 피막은 보존하면서

편도 조직만 선택적으로 제거

5. 편도 · 아데노이드 제거 수술에 대한 오해

① 전신마취 부담감

⇒ 전신마취는 가장 안전한 마취 방법으로, 회복되면

후유증 남지 않음

② 면역력 저하 우려

⇒ 3세 이후 편도를 제거해도 면역 기능이 떨어지지 않음

4장

코골이와 불면증 없는 삶을 위해

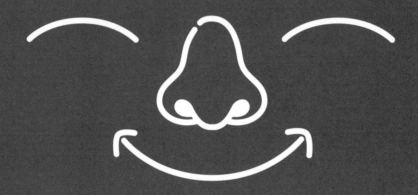

잠이 보약?
아니, 치료약!

코골이와 불면증의 연결 고리

불과 1세기 전만 해도 잠은 삶보다 죽음에 가까운 것으로 여겨졌다. 삶과 죽음 사이 그 어딘가에 있지만 죽음에 더 다가간 상태라고 본 것이다. 그리스신화에서 타나토스는 죽음의 신인데, 그의 쌍둥이 동생 힙노스는 잠의 신이다. 이처럼 잠과 죽음은 쌍둥이라 할 만큼 닮아 보였다. 죽음은 영원히 깨지 않는 잠이고, 잠은 짧은 죽음이었다.

잠에 대한 이런 고전적인 생각은 수천 년 동안 이어졌다. 이 생각이 바뀌기 시작한 것은 채 1세기도 안 된다. 1953년 미국의 신경생리학자 너새니얼 클라이트먼 박사가 수면과 뇌파를 연구하다 획기적인 발견을 한다. 잠자는 동안에는 뇌도 '죽은 듯' 잠잔다는 기존 생각을 뒤엎고, 뇌파가 낮과 다름없이 움직이는 것을 발견한 것이다. 잠자는 동안 뇌파가 활성화될 때 안구가 빠르게 움직인다는 사실에 착안해 이를 '렘(Rapid Eye Movement, REM)수면'이라고 불렀다. 이후 수많은 연구를 통해 잠의 비밀이 하나하나 밝혀지면서 잠은 더 이상 짧은 죽음이 아니라 낮을 준비하는 시간이며, 더 나아가 낮의 활동을 좌우한다는 것을 밝히는 데까지 이르렀다.

뇌신경과학자들은 수면의 생리를 파헤치는 데 많은 공헌을 했다. 클라이트먼 박사의 선구적인 연구 이후 수면의 생리를 해부하는 다양한 연구가 이루어졌다. 수면은 얕은 잠에서 시작해 점차 깊은 잠으로 빠져들었다가 아침에 깨어나는 단일한 사이클이 아니다. 얕은 수면—깊은 수면—렘수면이 하나의 주기를 이루고, 이 주기가 하룻밤 동안 4~6번 반복된다. 첫 번째 주기가 가장 길며, 뒤로 갈수록 주기가 짧아진다. 수면 단계는 뇌파에 따라 구분한다. 얕은 수면에서 깊은 수면으로 갈수록 뇌파가 점점 고요해지다가 렘수면이 되면 다시 뇌파가 활발해진다. 깊은 수면 단계에서는 신체적 회복이 이루어지고, 렘수면 단계에서는 정신적 회복이 진행된다. 잠자는 동안 이런 활동이 잘 이루어져야 육체도, 뇌도 건강해진다.

잘 잔다는 것은 충분한 시간 동안 잠자는 것과 깊은 잠을 자는 것, 이 두 가지가 충족되어야 한다. 정상적인 수면이 방해받는 것을 수면장애라고 하는데, 가장 흔한 것이 불면증과 코골이다. 우리가 흔히 코골이라고 부르는 것에는 소음만 큰 단순 코골이와 자다가 잠깐씩 숨을 못 쉬는 상태가 반복되는 수면무호흡증까지 포함된다. 그런데 불면증과 수면무호흡증은 아주 밀접한 관련이 있다. 수면무호흡증이 있으면 자다가 자주 깨고, 깨면 다시 잠들기 어려워 불면증이 악화된다. 또 불면증이 있으면 깊은 잠을 자지 못하고 자는 것도 깬 것도 아닌 얕은 수면 상태에 머무르기 쉽다. 이 상태에서는 아주 짧은 시간 동안 무호흡이 있거나 호흡량이 조금만 줄어도 곧바로 깨고 호흡이 불안정해진다. 이렇게 수면무호흡증과 불면증은 서로 영향을 미쳐 수면의 양과 질이 점점 더 떨어진다.

　　수면무호흡증과 불면증은 치료 과정에서도 반드시 같이 고려해야 한다. 불면증을 치료하는 약이 수면무호흡증을 악화시킬 수 있으며, 수면무호흡증 치료를 위해 사용하는 의료기기 때문에 잠드는 게 더 어려워질 수도 있다. 수면무호흡증을 치료하는 데는 수면의 생리에 대한 이해가 아주 중요하다. 불면증을 치료하기 위해서는 수면무호흡증을 동시에 살펴야 한다. 수면무호흡증은 잠자는 동안 코나 목 등 숨길이 좁아져서 생기는 폐쇄성 수면 무호흡증이 대부분이기 때문에 이비인후과에서 효과적으로 치료할 수 있다. 불면증은 뇌 신경의 생리를 이해해야 하기 때문에 신경과에서 치료한다. 그래서 이비인후과와 신경과, 호흡기 내과가 협진할 때 가장 효율적으로 치료할 수 있다. 이것이 바로 이비인후과 옆에 신경과와 호흡기 내과가 있어야 하는 이유다.

고혈압을 부르는 코골이

"환자분, 혈압은 체크해보셨어요?"

"작년에 건강검진을 했는데, 혈압은 정상이라고 했어요."

"이 정도로 수면무호흡증이 심하면 혈압도 상당히 높을 겁니다. 몇 달 새 수면무호흡증이 심해졌다고 하셨는데, 그러면서 혈압도 올랐을 가능성이 큽니다. 오늘 당장 고혈압 검사부터 받아보세요."

수면무호흡증 환자를 진료할 때 자주 오가는 대화다. 수면무호흡증 환자의 절반 정도는 고혈압 환자다. 수면무호흡증이 심할수록 고혈압의 위험도 커진다. 그 이유는 산소에 있다. 수면무호흡증이면 잠을 자다가 숨을 잠깐씩 못 쉬어서 혈중 산소포화도가 떨어진다. 산소포화도는 동맥 혈액 중 산소가 충분한지 아니

면 부족한지 수치로 표현한 것이다. 혈액에 산소가 더 이상 녹아

들 수 없을 정도로 꽉 차 있는 상태가 100%다. 95% 이상이면 정

상 범주에 든다. 병원에서는 산소포화도가 90% 아래로 떨어지면

저산소증으로 보고 산소호흡기를 단다. 80% 밑이면 입안에 관을

넣어 기도를 통해 산소를 주입해야 할 정도로 위험한 상태다. 수

면무호흡증이 아주 심한 환자는 산소포화도가 80% 아래로 떨어

지기도 한다.

산소포화도가 떨어지면 산소에 가장 민감한 뇌부터 반응한다.

숨 좀 제대로 쉬라고 몸을 깨워 각성 상태가 된다. 그러면 혈압과

맥박을 올리는 교감신경이 활성화돼 혈압이 높아진다. 우리 몸의

신경계는 크게 교감신경과 부교감신경으로 나뉘는데, 낮에는 교

감신경이 활성화돼 혈압과 맥박이 올라가고, 밤에는 부교감신경

이 활성화돼 혈압과 맥박이 내려간다. 밤에 활성화되어야 할 부

교감신경 대신 교감신경이 활성화되면 혈압이 비정상적으로 올

라간다. 혈중 산소포화도가 떨어지면 혈액을 더 많이 보내서라도

산소 공급을 늘리기 위해 혈압이 올라간다. 원래 혈압은 밤에는

낮보다 10~20% 낮아지는 게 정상인데, 밤에도 혈압이 높은 상

태가 지속되면 낮의 혈압에도 영향을 미쳐 결국 고혈압이 된다.

혈압은 하루 종일 일정하게 유지되는 것이 아니라 24시간 주

기로 오르내리기를 반복한다. 아침에 일어나서 2~3시간 정도 급격히 올라가다가 점차 혈압이 낮아져서 자기 전에는 안정된 상태를 유지한다. 이후 잠들면 혈압은 다시 내려간다. 그런데 수면무호흡증이 있는 고혈압 환자는 이와 약간 다른 양상을 보인다. 밤에도 혈압이 그렇게 내려가지 않으며, 심지어 낮보다 올라가는 경우도 종종 있다.

밤에도 혈압이 떨어지지 않는 고혈압 환자는 그렇지 않은 고혈압 환자보다 더 위험하다. 고혈압 자체가 이미 심혈관 질환, 관상동맥 질환, 뇌졸중의 위험 인자인데, 야간 혈압까지 높으면 이런 질병이 더 쉽게 온다. 주간 혈압은 혈압약을 복용하면 어렵지 않게 조절할 수 있지만, 야간 혈압은 조절하는 게 쉽지 않다. 혈압약을 먹고 있는 고혈압 환자의 절반 정도가 야간 혈압이 비정상적으로 높다.

수면무호흡증이 있는 야간 고혈압 환자는 수면무호흡증을 치료해 호흡이 정상으로 회복되면 야간 혈압도 정상으로 조절된다. 혈압약보다 더 효과가 좋은 것이 바로 수면무호흡증 치료다. 그중에서도 가장 효과가 빠른 치료 방법은 양압기다. 양압기 치료를 하면 즉시 혈압이 정상 수준으로 내려온다. 고혈압 환자, 특히 야간 고혈압 환자라면 수면무호흡증 치료 효과를 가장 빨리, 가장 직접적으로 체감할 수 있다.

뇌에 쌓이는 단백질 찌꺼기는 치매의 주범,
수면으로 청소

나이 든 사람이 가장 두려워하는 질병은 치매다. 서서히 기억이 희미해지고, 언어 능력이 떨어지며, 판단력이 저하되다가 마침내 인격까지 변한다. 치매는 '내가 아닌 나'가 되어가는 병이다. 치매는 해마다 크게 증가해서 65세 이상 노인 10명 중 1명은 치매이며, 80세가 넘으면 적어도 4명 중 1명이 치매라고 한다. 이제 어느 집이든 가족 중에 치매 환자가 1명쯤 있는 시대가 됐다.

치매는 원인에 따라 몇 가지로 나뉘는데, 가장 흔한 유형은 알츠하이머 치매다. 뇌 신경세포가 서서히 죽어가는 퇴행성 신경 질환으로, 유전적 요인도 작용하지만 가장 큰 원인은 뇌에 베타 아밀로이드라고 하는 단백질 찌꺼기가 쌓이는 것이다. 베타 아밀로이드는 뇌 세포막의 정상 단백질이 대사되는 과정에서 생기는 이상 단백질이다. 베타 아밀로이드는 이상 단백질이기는 하지만 신경세포를 보호하는 역할도 하기 때문에 건강한 사람의 뇌에서도 소량 발견된다. 그런데 베타 아밀로이드가 비정상적으로 많이 쌓이면 딱딱하게 뭉쳐 플라크가 된다. 이 플라크 덩어리가 뇌 신경세포의 활동을 방해해 생기는 치매가 알츠하이머 치매다. 알츠하이머 치매에 걸린 환자의 뇌를 검사해보면 뇌 신경세포 사이사이에 베타 아밀로이드 플라크가 검은 반점처럼 여기저기 보인다.

베타 아밀로이드는 날마다 만들어지지만, 대부분의 경우 림프 순환에 의해 매일 조금씩 씻겨 나가 일정량 이상 쌓이지 않아 아무런 문제도 일으키지 않는다. 베타 아밀로이드는 림프 순환에 의해 마치 물청소로 바닥을 닦아내듯 씻겨 나가는데, 이 청소 시스템은 항상 가동되는 것이 아니라 잠잘 때만 스위치가 켜진다. 뇌 청소 시스템의 비밀이 벗겨진 지는 10년 남짓됐다.

뇌 청소 시스템에서 핵심 역할을 하는 것은 뇌척수액이다. 우리가 잠들면 뇌 신경세포도 휴식에 들어가 활동을 거의 멈추고, 뇌에 흐르는 혈액의 양도 줄어든다. 혈액이 빠져나간 빈자리는 뇌척수액이 흘러 들어와 채운다. 뇌척수액은 뇌를 둘러싸고 흐르는 무색투명한 액체로, 뇌에서 척추를 지나 꼬리뼈까지 순환한다. 뇌척수액은 뇌에 쌓인 베타 아밀로이드 같은 쓰레기를 씻어낸다. 오염된 뇌척수액은 림프관을 지나 림프 순환계에 있는 림프절이나 비장(지라) 등에서 걸러진다. 이런 뇌의 물청소 시스템이 가동되려면 뇌 신경세포를 잠시 꺼둬야 하는데, 이는 잠잘 때만 가능하다. 낮에 활발하게 활동하는 동안에는 잠시도 뇌 신경 세포를 끌 수 없어 뇌에 쌓인 쓰레기를 청소할 수 없다. 잠을 잘 때도 얕은 잠 단계를 지나 깊은 잠 단계, 즉 뇌파가 고요해지는 서파 수면에 들었을 때 청소 작업이 활발해진다.

잠을 깊게, 충분히 잘 자면 베타 아밀로이드가 제거돼 알츠하이머 치매에 걸릴 위험이 낮아진다. 잠자는 동안 코골이나 수면무호흡증으로 자주 깨면 깊은 잠에 들지 못해 뇌 청소 효율이 떨어지고, 베타 아밀로이드가 축적된다. 치매를 부르는 베타 아밀로이드는 치매로 진단되기 전 최소 10~15년 전부터 쌓이기 시작한다. 잠을 빼앗는 수면무호흡증을 하루라도 빨리 치료해야 알츠하이머 치매 걱정을 줄일 수 있다고 강조하는 이유다.

노화를 막는 텔로미어의 비밀

생명의 기본 단위인 세포에는 DNA가 있다. DNA에는 생명이 탄생하고 분화하고 진화하는 데 필요한 모든 정보가 들어 있다. DNA가 손상되면 생명이 위협받는다. DNA 손상이 일정 수준 이상 누적되면 수명이 다한다. 이처럼 DNA에는 노화와 수명의 비밀을 여는 열쇠가 숨어 있다. 그런데 수면은 DNA 손상에도 영향을 미쳐 노화를 앞당길 수도 있고, 반대로 지연시킬 수도 있다.

노화를 유발하는 여러 가지 원인 중 최근에 주목받고 있는 것이 있다. 바로 염색체 손상을 초래하는 텔로미어다. 2009년 텔로미어 연구로 노벨상을 받은 미국의 엘리자베스 블랙번 캘리포니아 대학 교수는 텔로미어를 신발끈 끝의 딱딱한 마개에 비유했다.

신발끈 마개는 신발끈을 묶었다 풀었다 할 때 끝부분의 올이 풀리는 것을 막아준다. 하지만 여러 번 반복해서 쓰다 보면 마개가 닳아서 끝의 올이 풀려 더 이상 신발끈을 쓰지 못한다. 한마디로, 신발끈의 수명은 이 마개가 얼마나 닳았느냐에 따라 결정된다. 염색체에도 이런 역할을 하는 마개가 있다. 염색체는 X 자 모양의 DNA 다발로, 한 줄로 풀면 길이가 1.8m나 된다. 세포가 분열할 때는 X 자의 가운데 부분이 잘리면서 좌우로 나뉜다. 동시에 X 자의 끝부분 네 곳이 조금씩 닳는다. 신발끈 끝이 닳는 것과 비슷하다. 그래서 약간 닳더라도, 바꿔 말해서 약간 손상되더라도 생명에 큰 영향을 미치지 않는 별 의미 없는 DNA가 염색체 말단에 위치해 있다. 신발끈 끝부분의 딱딱한 마개 같은 역할을 하는 이곳을 '텔로미어'라고 부른다.

세포 분열이 반복되면 텔로미어의 손상이 누적돼 어느 순간 염색체를 보호하는 기능을 더 이상 하지 못한다. 그 결과, 세포가 분열하지 못하고 수명이 다한다. 만약 DNA가 손상된 세포가 계속해서 분열하면, 즉 고장 난 세포가 점점 늘어나면 생명이 위험해지기 때문에 염색체가 어느 정도 손상되면 더 이상 세포 분열을 하지 않도록 프로그래밍되어 있는 것이다. 그래서 텔로미어를 '생명 시계'라고도 부른다. 텔로미어가 얼마나 닳았는지 살펴보면 세포가 얼마나 늙었는지, 남은 수명이 얼마나 되는지 예측할 수 있다. 텔로미어가 짧아지면 남은 수명도 그만큼 줄어든 것이다.

그런데 텔로미어의 길이는 세포 분열 횟수뿐만 아니라 활성산소나 염증성 질환, 대사성 질환, 혈관 질환, 스트레스 등 다양한 요인에 영향을 받는다. 그래서 생물학적인 나이와 텔로미어의 길이가 꼭 일치하는 것은 아니다. 나이가 많아도 상대적으로 텔로미어가 길 수 있고, 젊은데도 텔로미어가 짧을 수도 있다.

텔로미어 길이에 영향을 미치는 중요한 요인이 또 하나 있다. 바로 수면이다. 수면무호흡증이 있어서 자다가 자주 깨면 뇌세포 속 염색체의 텔로미어가 짧아진다. 수면무호흡증이 심한 사람의 텔로미어 길이는 정상적으로 잠을 자는 동년배의 절반도 안 된다. 이는 노화가 정상보다 2배 이상 빠르게 진행됐다는 것을 의미한다. 수면무호흡증으로 잠자다 숨을 멈추는 시간이 길어질수록 텔로미어가 짧아지고, 노화가 빨라지며, 기대 수명도 줄어든다. '생명 시계'의 속도를 조절하는 비결 역시 수면에 있다.

코골이가
병인 까닭

누구나 코를 곤다. 아니, 코를 골 수 있다. 한 번도 코를 곤 적 없다고 자신할 수 있는 사람은 아무도 없다. 아주 피곤하거나, 술을 많이 마시거나, 혹은 코가 꽉 막히면 코를 골게 마련이다. 코골이 통계를 살펴보면 유병률이 남자는 24~50%, 여자는 14~30%로 들쑥날쑥하다. 이처럼 조사에 따라 2배 이상 차이가 나는 것은 진단 기준이나 인종, 연구 대상에 따라 결과가 달라지기 때문이다. 사실 이보다 더 큰 문제는 코골이 횟수를 조사 대상자가 스스로 기록한다는 점이다. 솔직히 말해서 나 역시 어젯밤에 코를 골았는지 안 골았는지는 잘 모른다. 그리고 십중팔구 자신이 코를 골았다고 생각하는 횟수보다 더 많이 코를 곤다.

그렇다고 해서 코골이가 '그럴 수 있지' 하고 간단하게 넘겨버릴 수 있는 문제는 아니다. 코골이는 잠자는 동안 단순히 큰 소음을 내는 것이며, 코골이와 자주 비교되는 수면무호흡증은 잠자다 잠깐씩 숨을 멈추는 것이다. 당연히 코골이보다 수면무호흡증이 더 위험하다. 하지만 코골이도 자주 반복되고 소리가 아주 심하다면 병으로 간주하고 적극적으로 치료해야 한다.

코골이를 치료가 필요한 병적인 상태로 보는 가장 중요한 기준은 횟수다. 일주일에 4번 이상 코를 곤다면 치료를 시작해야 한다. 이밖에 코골이 소리가 방 밖까지 들릴 정도로 크거나, 코골이 소리가 갈수록 커지거나, 아침에 일어난 후 자주 머리가 아프거나, 자다가 2번 이상 화장실에 간다면 일주일에 4번보다 다소 적게 코를 골더라도 치료가 필요한 범주에 들어간다. 코를 심하게 골면 수면무호흡증과 마찬가지로 깊은 잠을 자지 못하고 자주 깨서 수면의 질이 떨어지기 때문이다.

남편이, 혹은 아내가 코를 많이 곤다며 상담하는 분들이 꼭 덧붙여 묻는 것이 있다. "코를 골기는 하는데, 설마 수면무호흡증은 아니겠지요?" 하는 질문이다. 코골이와 수면무호흡증이 관계 있는 것은 맞지만, 이렇다 저렇다 단언해서 말하기는 어렵다.

수면무호흡증은 코골이와 다르다. 무호흡은 10초 이상 코나 입으로 공기의 흐름이 없는 것을 말하며, 수면무호흡증은 자는 동안 무호흡이 1시간당 5회 이상, 7시간에 30회 이상 나타나는 상태를 말한다. 코골이 소리가 크다고 해서 반드시 수면무호흡증이 있는 것은 아니다. 반대로 코골이 소리가 나지 않는다고 해서 수면무호흡증도 없을 거라고 장담할 수 없다. 수면무호흡증인데도 불구하고 아무런 소음이 없어서 같이 잠자는 가족조차 눈치채지 못하는 사례도 많다. 그래서 코골이 유무로 수면무호흡증을 판단하기는 힘들다. 다만 코골이는 수면무호흡증이 있을 수 있다는 신호로 받아들여야 한다. 가족이 코를 곤다면 단순히 코만 고는지 아니면 잠깐씩 숨까지 멈추는지 유심히 살펴보자.

코골이와 관련해서 재미있는 사실을 한 가지 더 소개한다. 거의 모든 연령대에서 남자가 여자보다 더 많이 코를 곤다. 남성 코골이 환자가 여성의 2배쯤 된다. 코골이 소리에 잠을 빼앗긴 아내가 남편을 타박하다가 남편의 손을 잡고 수면센터를 찾는 것은 흔한 광경이다. 그런데 살아가면서 여성의 코골이 소리가 남성만큼 커지는 때가 딱 한 번 있다. 바로 갱년기다. 갱년기 여성은 목소리만 커지는 게 아니라 코골이 소리도 커진다. 심지어 남편과 아내의 전세가 역전되기도 한다.

폐경을 전후한 갱년기에 코골이 소리가 커지는 것은 체중 증

정상, 코골이, 수면무호흡증의 기도 비교

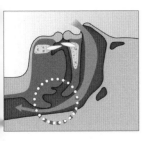
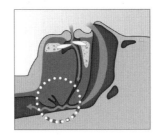
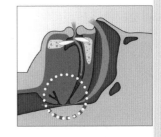

| 정상 | 코골이 | 수면무호흡증 |

가와 호르몬 변화로 설명할 수 있다. 비만은 남녀를 불문하고 코골이나 수면무호흡증을 유발하거나 악화시키는 가장 중요한 요인인데, 여성은 갱년기를 지나면서 대체로 체중이 증가한다. 체중이 증가하면 기도에도 지방이 쌓여 좁아지고 코골이가 생긴다. 코를 많이 골면 잠을 충분히 자도 수면의 질이 떨어져 만성적으로 수면이 부족하다고 느낀다. 게다가 잠이 부족하면 식욕이 증가해 또다시 체중이 늘어나는 악순환이 시작된다.

폐경 후 코골이가 늘어나는 또 하나의 원인은 에스트로겐과 프로게스테론 같은 여성 호르몬의 감소다. 여성호르몬이 줄어드는 게 코골이에 어떤 영향을 미치는지는 명확하게 밝혀지지 않았지만, 여성호르몬이 감소하면서 상기도 근육의 긴장이 줄어드는 것으로 추정된다.

갱년기 여성의 코골이는 비만을 해결하면 다소 줄어든다. 하지만 갱년기에 나타나는 여러 가지 문제를 치료하는 데 적용하는 여성호르몬 투여는 코골이를 줄이는 데 별 효과가 없다. 그나마 한 가지 다행이라면, 코골이가 수면무호흡증으로까지 악화되는 비율이 남성보다는 낮다는 것이다.

코골이도
질병이다

각방 수면, 그 후…

수면센터 진료실에 들어온 두 사람. 의자를 끌어당기더니 한 사람은 벽에 바싹 붙어, 또 한 사람은 반대쪽으로 최대한 멀리 떨어져 앉았다. 두 사람 사이에는 냉기가 흘렀다. 서로 외면한 채 상대방이 얼마나 심하게 코를 고는지, 그래서 자신이 그동안 얼마나 고통을 받았는지 한참 쏟아내듯 이야기했다.

이들 부부는 이미 각방 수면 상태였다. 한 지붕 아래 사는 부부이기는 했지만 수면 갈등이 심해서 따로따로 자고 있었는데, 이것이 꼭 나쁜 것은 아니다. 수면에 문제가 있을 때 배우자의 잠을 방해하지 않고, 건강도 지킬 수 있기 때문이다. 그런데 이들 부부는 남편의 코골이 소리가 심해 각방 수면에 이르는 과정에서 상당히 갈등을 겪었고, 감정마저 나빠져 있었다. 아내가 치료를 권했지만 남편은 "당신이 예민한 게 문제"라며 오히려 아내 탓을 했다.

각방 수면으로 불안한 휴전이 지속되고 있던 어느 날, 아내가 코를 골기 시작했다. 수면무호흡증으로 자다가 깬 남편이 아내 방에서 들려오는 코골이 소리에 잠을 못 자고 화를 내면서 다시 갈등이 시작됐다. 남편은 "당신도 코를 골면서 그동안 적반하장으로 나를 몰아세웠다"며 화를 냈고, 아내는 "코골이 때문에 힘든 사정을 당신도 이제는 알겠네"라며 응수했다. 보다 못한 자녀가 제발 치료를 받으라고 부부의 등을 떠밀어 병원에 오게 된 것이었다. 부부 모두 수면 질환을 갖고 있다는 것이 좋은 상황은 아니지만, 달리 생각하면 서로를 이해하는 계기가 될 것도 같았다.

며칠 뒤 부부는 나란히 수면다원검사를 하고, 상기도 수면 내시경 검사까지 했다. 남편은 중등도 수면무호흡증이었고, 아내는 수면무호흡증은 아니지만 갱년기가 되면서 코골이가 시작된 것이었다. 남편에게는 양압기를 처방하고 살을 꼭 빼야 한다고 신신당부했다. 아내는 증상이 심하지 않았기에 체중 감량과 수면 자세 개선 등 행동 요법을 자세하게 설명했다.

이후로도 남편은 양압기 처방 때문에 병원을 주기적으로 방문

했다. 양압기는 일정 시간 이상 꾸준히 사용한 것이 확인돼야 계속해서 건강보험 혜택을 받을 수 있기 때문이다. 이 과정에서 환자의 증상이 얼마나 좋아졌는지 확인할 수 있고, 양압기를 사용할 때 불편한 점도 개선할 수 있다. 병원을 오가면서 남편의 혈색은 점점 밝아졌고, 체중도 꾸준히 줄었다. 무엇보다 함께 온 아내가 남편 곁에 앉아서 더 적극적으로 궁금한 점을 묻고 메모했다. 양압기 관리도 아내가 도맡아 한다고 남편이 은근히 자랑했다.

부부가 각방 수면을 끝냈는지 물어보지는 않았지만, 남편의 수면무호흡증과 아내의 코골이가 더 이상 갈등을 촉발하지 않는 것은 분명했다. 오히려 코골이, 수면무호흡증을 치료하면서 두 사람은 서로를 더 잘 이해하게 됐고, 동병상련의 정까지 싹튼 것처럼 보였다.

배, 목, 턱, 나이로 진단하는 코골이 관상법

수면장애를 진단하고 치료하는 의사는 반 관상쟁이다. 환자가 진료실에 들어서는 순간, 이미 절반쯤 진단이 내려진다고 해도 과언이 아니다. 환자의 얼굴, 그중에서도 특히 턱 모양, 눈 아래 그늘(다크서클), 혈색, 목의 길이나 굵기, 뱃살, 숨 쉬는 모습 등을 보면 코골이나 수면무호흡증이 있는지 없는지 얼추 짐작할 수 있다. 이는 코골이나 수면무호흡증이 체형이나 비만도, 얼굴 모양, 그리고 상기도 구조에 크게 영향을 받기 때문이다.

가장 먼저 보는 것은 배와 목, 턱이다. 뱃살이 나오고 목이 짧고 굵으면 코골이 정도는 기본이다. 얼굴이 퍼져 있으면서 턱이 짧고 목 쪽으로 처져 있으면 수면무호흡증 가능성도 더해진다. 혈색이 어둡고, 눈 밑에 다크서클까지 있다면 하루 이틀 새 생긴 문제가 아니라고 짐작할 수 있다.

코골이나 수면무호흡증 같은 수면 호흡 장애는 나이가 들면서 증가하지만 젊은 사람도 예외는 아니다. 젊은 환자는 대부분 비만이다. 그런데 코골이 관상법으로 보건대 전혀 그럴 법하지 않은 환자가 올 때도 간혹 있다. 양악수술을 한 뒤 코골이나 수면무호흡증이 생겨 병원을 찾는 경우다.

양악수술은 돌출입이나 주걱턱, 무턱 등의 증상이 일반적인 치아 교정으로 좋아지지 않을 때 하는 수술이다. 위턱(상악)뼈나 아래턱(하악)뼈의 일부를 잘라 턱의 크기를 늘리거나 줄이고, 턱을 목 쪽으로 밀어 넣거나 앞으로 당겨 교정한다. 부정교합이 아주 심해서 음식을 씹기 힘들 정도로 턱 기능에 문제가 있거나, 얼굴이 심각하게 비대칭일 때 시행하는 수술이다. 양악수술을 할 때 위턱뼈나 아래턱뼈를 일부 잘라내고 턱을 목 쪽으로 밀어 넣으면 연구개(입천장 안쪽의 말랑말랑한 부분)나 설근(혀뿌리)이 뒤로 밀려 상기도가 좁아진다. 이렇게 상기도 주변의 구조가 변하면 코골이나 수면무호흡증이 생길 수 있다. 얼굴의 문제를 해결하려다 새로운 병을 얻는 것이다.

이런 환자도 치료 방법은 다르지 않다. 정상 체중을 유지하고, 수면 자세를 바로잡으며, 술·담배를 멀리한다. 이 정도로 좋아지지 않으면 양압기로 치료하는데, 양악수술 후 치아 교정 치료를 하고 있는 환자는 양압기에 적응하는 데 어려움을 겪기도 한다. 양악수술을 고민하고 있다면 수술 후에 코골이가 생길 가능성도 고려할 필요가 있다.

수면무호흡증 자가 진단법

코골이 관상법보다 좀 더 체계적인 자가진단법이 몇 가지 있다. 그중에서 공신력 있는 기관에서 만든 것을 소개한다. 'STOP BANG'이라고 하는 이 진단법은 소음, 피로, 숨 멈춤 등의 증상과 혈압, 체질량지수, 나이, 목둘레, 성별 등 수면무호흡증에 영향을 미치는 다양한 요소를 고려해 위험도를 알려준다. 검사 결과 중간위험이나 고위험이라면 수면센터를 찾아 정확한 진단을 받는 것이 좋다. 다만 자가진단법은 수면무호흡증 가능성을 짐작하기 위한 도구이므로 참고용으로만 사용하자.

STOP BANG

	질문	예	아니오
S	코골이 소리가 큽니까? (문이 닫힌 상태에서 밖에서 들을 수 있을 정도, 또는 같이 잠을 자는 상대가 코를 곤다고 밀쳐낼 정도로 큼)		
T	피곤합니까? (낮 동안 종종 지치거나 피곤하거나 졸림 (예: 운전 중 잠들기도 함))		
O	숨을 멈추기도 합니까? (잠자다 숨을 멈추거나 숨이 막히거나 숨을 헐떡이는 것을 누군가가 봄)		
P	혈압이 높습니까? (고혈압이거나 고혈압 치료를 받고 있음)		
B	체질량지수(BMI, kg/m^2)가 35보다 높습니까?		
A	나이가 50세보다 많습니까?		
N	목둘레가 큽니까? (남성은 셔츠 목깃 43cm 이상, 여성은 셔츠 목깃 41cm 이상)		
G	남성입니까?		

평가

일반인―수면무호흡증 저위험: '예'라는 답변이 0~2개

수면무호흡증 중간위험: '예'라는 답변이 3~4개

수면무호흡증 고위험: '예'라는 답변이 5~8개

출처: University Health Network(캐나다 토론토 소재 대학병원 네트워크이자 캐나다 최대 의학 연구소)

수면무호흡증을 진단할 때는 잠자는 동안에 나타나는 직접적인 증상이 가장 중요하지만, 수면무호흡증으로 인한 간접 증상의 하나인 낮에 졸음이 오는지 여부도 반드시 고려해야 한다. 그래서 수면무호흡증을 진단할 때는 낮에 얼마나 졸리는지도 알아본다. 이때 많이 사용하는 설문 검사가 엡워스 졸음증 척도(Epworth Sleepiness Scale)다. 낮에 종종 졸렸다면 이 설문 검사를 통해 졸음증이 어느 정도 수준인지 짐작해볼 수 있다.

수면다원검사와 상기도 수면 내시경 검사

어떤 질환이든 진단하는 데 가장 먼저 고려하는 것은 증상이다. 어떤 증상이 얼마나 심하고, 얼마나 오래됐는지 등을 가능한 한 상세하고 정확하게 파악해야 한다. 그런데 코골이와 수면무호흡증은 직접적인 증상이 자는 동안 나타나기 때문에 환자가 증상

엡워스 졸음증 척도

문항	깜빡 졸 가능성			
	전혀 0	조금 1	상당히 2	매우 많이 3
앉아서 책이나 신문, 잡지 등을 읽을 때				
TV를 볼 때				
극장, 회의실 등 공공장소에서 가만히 앉아 있을 때				
정차 없이 차에 1시간 이상 승객으로 앉아 있을 때				
오후에 상황이 허락해서 잠시 누워서 쉴 때				
다른 사람과 앉아서 대화할 때				
반주가 없는 점심식사 후 조용히 앉아 있을 때				
교통 체증으로 몇 분 동안 멈춰 선 차에 있을 때				

평가

10점 이하: 정상

11~15점: 주간 졸음이 과도한 상태

16~24점 이상: 병적인 주간 졸음 상태

을 파악하는 게 거의 불가능하다. 물론 낮에 졸리거나, 집중력이 떨어지거나, 피로가 쌓이는 등 간접적인 증상은 설명할 수 있지만 코골이나 수면무호흡증을 진단하기에는 부족하다. 그래서 실제로 환자가 잠자는 동안 어떤 일이 일어나는지 모니터하는 검사가 필요하다. 이것이 수면다원검사다.

수면다원검사는 코골이나 수면무호흡증을 객관적으로 파악할 수 있는 가장 정확한 검사로, 코골이와 수면무호흡증이 있는지, 있다면 얼마나 심한지 알 수 있다. 뿐만 아니라 이 검사로 불면증이나 기면증, 하지불안증후군, 렘수면 행동장애 등 다양한 수면장애까지 한 번에 진단할 수 있다.

수면다원검사는 병원에서 하룻밤 자면서 진행한다. 환자가 잠자는 동안 뇌파의 변화, 안전도, 근전도, 심전도, 호흡기류, 흉부와 복부의 운동, 혈중 산소포화도 등을 기록하며, 잠자는 모습을 영상으로 녹화하고, 소음도 확인한다. 뇌파와 안전도, 근전도를 분석해 수면의 단계와 단계별 지속 시간을 파악하는데, 이를 통해 총 수면 시간은 물론 깊은 잠을 얼마나 잤고, 얕은 잠을 얼마나 잤는지 등 수면의 질도 평가한다. 또 비강과 구강의 호흡 기류, 흉부와 복부 운동을 측정해 정상 호흡과 폐쇄성 무호흡 혹은 중추성 무호흡을 감별한다. 이 외에도 심전도를 통해 부정맥을 확인할 수 있으며, 코골이 소음의 크기와 혈중 산소포화도의 변화도 기록한다.

수면다원검사를 할 때는 저녁 식사를 한 후에 입원해 다음 날 오전에 퇴원한다. 1박 2일 검사이긴 하지만, 직장인은 반나절만

수면다원검사

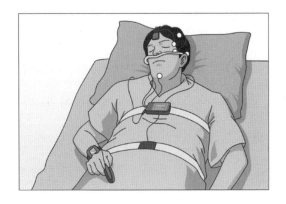

시간을 내면 된다. 첫날 입원한 후 수면다원검사 방법에 대한 안내를 듣고, 수면과 관련된 간단한 설문 조사를 한다. 이어서 검사를 위해 각종 센서를 몸에 부착하는데, 머리에 부착하는 센서가 가장 많고 가슴이나 배, 다리 등에도 센서를 단다.

검사 전 특별히 준비할 것은 없으나 검사 당일에는 늦잠을 자지 않고 낮잠도 자서는 안 된다. 잠을 방해할 수 있는 카페인 음료(커피, 홍차, 녹차, 콜라 등)나 간식(초콜릿)은 먹지 않는 것이 좋다. 낯선 곳에서 잠을 자야 하는 만큼 편안하게 잠들 수 있게 잠옷이나 평소 쓰던 베개를 준비하는 것도 도움이 된다.

그런데 실제로 수면다원검사를 해보면 환자들이 걱정했던 것보다 잘 잔다. 검사를 받기 전에 "잠자리가 바뀌면 거의 못 자는데 괜찮을까요?"라고 말하는 환자도 걱정한 게 무색할 정도로 어렵지 않게 잠든다. 수면다원검사는 총 수면 시간이 5시간 이상이면 정확한 결과를 얻을 수 있다. 잠버릇이 좋지 않아서 자다가 센서가 떨어지지 않을까 걱정하는 경우가 있는데, 염려하지 않아도 된다. 혹시라도 센서가 떨어지면 검사를 모니터하는 수면 기사가 바로 달려와 센서를 다시 부착해준다. 수면 기사는 검사 시간 내내 환자의 상태를 모니터링하며, 수면 중 일어날 수 있는 모든 상황에 대비한다. 다음 날 아침, 수면다원검사가 끝난 후 담당 의사에게 결과에 대한 간략한 설명을 듣는다. 자세한 결과는 부착한 여러 가지 센서에서 얻은 데이터를 심층 분석해 며칠 뒤에 알 수 있다.

검사 결과, 코골이나 수면무호흡증으로 진단받으면 원인을 찾기 위해 상기도 수면 내시경 검사를 한다. 수면다원검사가 코골이가 있는지 없는지, 또 수면무호흡증이 있는지 없는지, 있다면 얼마나 심한지 알기 위한 필수적인 검사라면, 상기도 내시경 검사는 실제로 상기도의 어느 부위가 얼마나 막혀서 증상이 나타나는지 원인 부위를 찾는 검사다. 원인을 알아야 최적의 치료 방법

상기도 수면내시경검사

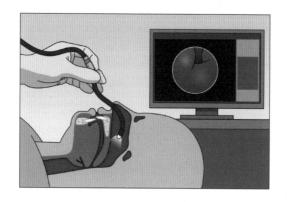

을 찾을 수 있다. 상기도 내시경 검사를 할 때는 약물로 환자를 재운 뒤 내시경으로 상기도의 상태를 관찰한다. 검사 중에는 뇌파를 측정하는 센서를 달아 환자의 수면 상태를 확인하면서 진행한다.

코골이를 수술 한 번으로 간단하게 해결할 수 있다고 생각하는 사람들이 있다. 그러나 수술로 치료할 수 있는 환자는 10명 중 2~3명 정도다. 상기도 수면 내시경 검사는 폐쇄 부위를 찾아 수술이 가능한지 양압기가 좋은지 등 치료 방침을 판단하는 중요한 검사다. 수면다원검사와 상기도 수면 내시경 검사가 모두 끝나면 최종 검사 결과에 대한 설명을 듣고 치료 방침을 정한다. 이때 환자의 가족이 함께할 것을 권장한다. 코골이나 수면무호흡증 치료는 환자 본인의 노력도 중요하지만, 가족의 이해와 도움이 필수적이기 때문이다. 이 시간을 통해 환자도, 가족도 병을 더 잘 이해하고, 치료 의지를 다질 수 있다.

코골이를
다스리는 비결

잠자면서 밥은 못 먹어도 운전은 한다?

일본 오사카에서 서쪽으로 180km 떨어진 오카야마시의 기차 역, 시속 270km로 달리던 신칸센 열차가 역을 100m 앞두고 급정거했다. 깜짝 놀란 역무원이 운전석으로 달려갔더니 기관사는 열차가 멈춘 것도 모르고 그때까지도 자고 있었다. 당시 열차는 기관사가 자고 있는 8분 동안 26km를 달리다 자동제어장치 덕에 급정거했다. 다행히 인명 피해는 없었지만, 이 사건으로 일본 열도가 발칵 뒤집혔다. 비상 장치가 작동해 열차가 멈췄기에 망정이지 그렇지 않았다면 어떤 대형 사고가 일어났을지 상상조차 하기 힘들다.

기관사는 열차가 멈춘 뒤 역무원이 깨울 때까지 아무것도 기억나지 않는다고 했다. 이후 조사해보니 기관사는 심각한 수면무호흡증 환자였다. 전날 밤 충분한 시간 동안 잤음에도 불구하고 수면무호흡증 때문에 수면이 부족한 상태였다. 2003년 일어난 이 사건을 계기로 일본에서는 제도적 보완책을 마련해야 한다는 여론이 뜨거워졌고, 버스나 화물차 같은 사업용 차량 운전자와 철도 기관사의 수면 장애를 교통안전 차원에서 관리하기 시작했다.

우리나라에서도 이와 비슷한 사고가 잊을 만하면 한 번씩 난다. 고속버스 운전자가 졸다가 1차 사고를 낸 뒤 속도를 줄이지 못하고 연이어 앞차를 들이받아 2차, 3차 사고가 난다. 시내버스나 화물차가 졸음운전 사고를 내 많은 사상자가 발생한다. 졸음운전 사고는 안타깝게도 대형 사고로 이어지기 일쑤다.

졸음운전 사고를 들여다보면 대부분 수면 부족이 원인이고, 수면이 부족한 원인에는 수면장애가 있다. 특히 수면장애 중에서도 코골이와 수면무호흡증 환자는 자신이 수면장애인지조차 알지 못하고, 충분한 시간 동안 잤기 때문에 수면 부족이라고 생각하지 못하는 경우도 많다. 코골이나 수면무호흡증이면 7~8시간 잠을 자도 실제로 깊은 잠, 즉 숙면에 이르지 못하고 얕은 잠만 자다 아침을 맞이하기 때문에 수면의 질이 형편없다. 단순히 몇 시간 잤느냐보다는 얼마나 숙면을 취했느냐가 더 중요하다. 수면 무호흡증이 심하면 8시간 동안 잠을 자도 실제로는 4시간 잔 것과 같을 수도 있다.

그런데 버스, 화물차 운전자나 열차 기관사만 위험할까? 수면 무호흡증 환자라면 운전 중 깜빡 졸아서 위험했던 적이 한 번도 없다고 자신 있게 말하지 못할 것이다. '자면서 밥은 못 먹어도 운전은 한다'는 말이 있다. 절대로 그래서는 안 되지만, 실제로는 심심찮게 일어나는 일이다. 정확한 통계가 집계된 바 없지만 수면장애로 인한 졸음 때문에 일어나는 안전사고도 비일비재하다.

수면무호흡증은 고혈압이나 당뇨, 심혈관 질환, 야뇨증, 불면증, 치매, 암의 위험만 높이는 게 아니라 각종 안전사고의 위험도 높인다. 수면무호흡증의 합병증은 장기간 누적된 뒤에야 나타나는 데 비해 안전사고는 단 한 번만 발생해도 치명적인 결과를 낳을 수 있다. 수면무호흡증은 나를 위해서도 치료해야 하지만, 남을 위해서도 반드시, 그리고 하루라도 빨리 치료해야 한다.

코골이나 수면무호흡증을 치료하는 방법은 행동요법과 양압호흡기, 구강 내 장치, 수술 등 4가지가 있으며, 코막힘이 심하면 이것부터 치료해야 한다(코막힘을 유발하는 콧병과 치료 방법에 대해서는 1장과 2장을 참고하자). 행동요법은 병원에 가지 않고 환자 본인의 노력으로 충분히 실행할 수 있다. 어떤 치료 방법을 택하든 꾸준히 실천해야 한다. 코골이나 수면무호흡증 같은 수면장애는 의사와 병원의 치료에 환자의 노력이 더해질 때 가장 치료 효과가 크다. 의료진만 할 수 있는 치료가 있고, 환자 스스로 노력해야만 하는 치료도 있다. 만성 코 질환과 마찬가지로, 환자와 의사가 이인삼각 경기를 하듯 함께 노력하면 코골이나 수면무호흡증에서 더 빨리 벗어날 수 있다.

체중 감량

비만은 코골이나 수면무호흡증을 유발하거나 악화시키는 가장 중요하고도 직접적인 요인이다. 체중이 늘어나면 겉으로 보기에도 배가 나오고 얼굴에 살이 붙을 뿐만 아니라 기도 주변에도 지방이 쌓여 기도의 내부 직경이 좁아진다. 이렇게 숨길이 좁아지니 코골이나 수면무호흡증이 생길 수밖에 없다. 코골이나 수면무호흡증으로 잠이 부족하면 낮에 무기력하고 졸려서 신체 활동량이 줄고 에너지 소비도 감소한다. 많이 움직여야 에너지가 소비되는데, 피곤해서 가만히 있기만 하니 살이 더 찔 수밖에 없다. 게다가 코골이나 수면무호흡증 때문에 잠을 제대로 못 자 만성적으로 수면이 부족하면 스트레스 호르몬이 증가해 폭식하게 되고 당연히 체중은 더욱 증가한다.

수면이 부족하면 정말 식욕이 증가할까? 잠을 못 자서 에너지 소비가 줄면 배도 고프지 않을 것 같은데 현실은 반대다. 식욕은 그렐린과 렙틴이라는 호르몬에 의해 좌우되는데, 그렐린은 식욕을 자극하고, 렙틴은 식욕을 억제한다. 위에 음식물이 없어서 텅 비면 위에서 그렐린을 만들어 뇌로 보내고, 그렐린의 신호를 받은 뇌는 음식을 먹으라는 명령을 내린다. 음식을 먹고 배가 부르면 이제는 렙틴의 분비가 늘어나 뇌에서 그만 먹으라는 명령을 내린다. 그렐린과 렙틴은 수면 시간에 크게 영향을 받는다. 하루에 4시간 잔 사람은 10시간 잔 사람보다 그렐린 혈중 농도가 28%나 높아지고, 렙틴의 혈중 농도는 18% 낮아졌다. 잠을 적게 잘수록 그렐린은 늘어나고 렙틴은 줄어 식욕이 증가하니, 살이 더 쉽게 찐다.

비만과 코골이, 수면무호흡증은 이렇게 단단한 악순환의 고리로 연결돼 있다. 살이 찌면 코골이나 수면무호흡증이 심해지고, 이 때문에 잠을 잘 자지 못하면 살이 더 찐다. 하지만 악순환의 고리를 끊으면 언제든 새로운 선순환이 시작되는 법이다. 살을 빼면 코골이나 수면무호흡증이 줄어 수면의 양과 질이 좋아지고, 잘 자면 식욕이 줄어 체중 감량이 더 쉬워진다.

수면무호흡증 환자에게 이상적인 목표 체질량지수(Body Mass Index, BMI)는 25 이하다. 키가 175cm라면 몸무게 76kg 이하, 165cm라면 68kg 이하를 목표로 삼아 체중을 감량해야 한다. 이 정도는 조금만 노력하면 될 수 있다고 용기를 얻는 환자가 있는가 하면, 이 목표가 까마득해 보이는 환자도 적지 않을 것이다. 이 기준까지 체중을 줄이지 않으면 증상이 좋아지지 않는다는 게 아니므로 미리 실망하거나 포기하지는 말자. 수면무호흡증 환자가 비만이라면, 살이 빠지기 시작하는 동시에 증상이 개선되기 시작한다. 해외 연구 결과를 보면 체중이 10~15%만 감소해도 무호흡-저호흡 지수가 최대 50%까지 감소했다. 특히 수면무호흡증이 경증이면서 비만인 경우에는 살을 빼는 것만으로도 수면무호흡증이 사라질 수 있다.

꿀잠 자세와 베개 선택법

옆에서 자는 사람이 코를 심하게 골 때 어깨를 살짝 건드려서 자세를 바꾸게 하면 잠시나마 코골이 소리가 줄어든다. 그만큼 코골이와 수면무호흡증은 잠자는 자세에 크게 영향을 받는다. 보통 '반듯하게 잔다'고 하는 자세는 천장을 보고 바로 누워서 팔 다리를 자연스럽게 편 자세다. 하지만 이런 '앙와위'는 코골이나 수면무호흡증에 좋지 않다. 이런 자세로 누우면 중력에 의해 턱이나 혀뿌리가 목 뒤쪽으로 이동하고 목젖이 처져 상기도가 좁아지면서 코골이와 무호흡 증상이 심해진다.

가장 좋은 자세는 옆으로 자는 것이다. 오른쪽이든 왼쪽이든 방향은 상관없다. 옆으로 누워 잔다고 해서 몸과 바닥이 이루는 각도가 90도가 되어야 하는 것은 아니다. 이렇게 완전히 모로 누우면 어깨가 아파서 오래 있기 힘들다. 바닥과 등이 이루는 각도가 30도 이상 될 정도로만 몸을 세워도 충분히 효과를 볼 수 있다. 어깨와 등, 허리 아래 긴 쿠션을 받치거나 얇은 이불을 적당히 접거나 말아서 받치면 이런 자세를 유지하는 데 도움이 된다. 베개는 옆으로 누운 자세에서 베었을 때 목이 6cm 정도 들리는 것이 좋다. 어깨 역시 2cm 정도 들리면 자는 동안 더 편하게 숨 쉴 수 있다.

옆으로 누워 자는 것은 양압호흡기 치료를 할 때도 도움이 된다. 양압기를 사용할 때, 옆으로 누우면 바로 누웠을 때보다 약한 공기압으로도 기도가 열린다. 양압기의 공기 압력이 세면 적응하기 힘들어 중도에 포기할 가능성이 높은데, 옆으로 누우면 상대적으로 약한 압력으로도 편안하게 숨 쉴 수 있어 좀 더 쉽게 적응할 수 있다.

금연과 금주

건강한 생활을 위해 멀리해야 할 것을 꼽을 때 빠지지 않는 것이 술과 담배다. 앞서 코 건강에 술과 담배가 얼마나 해로운지 자세하게 알아봤는데, 잠을 잘 때도 술과 담배의 악영향은 계속된다. 술을 마시고 나면 코를 골지 않는 사람도 코를 골고, 코를 골던 사람은 코골이 소리가 유난히 더 커진다. 그 이유는 두 가지로 설명할 수 있다. 첫째, 술을 마시면 혈관이 확장돼 코와 목의 점막이 부으면서 숨길이 좁아져 코골이나 수면무호흡증이 악화된다. 비강의 점막과 목의 점막이 부으면 숨 쉴 때 공기 저항이 세져 코골이 소리가 커지고 상기도 폐쇄가 더 잘 일어난다. 둘째, 술을 마시면 뇌의 호흡중추가 둔해져 코골이나 수면무호흡증이 악화된다. 호흡중추는 우리가 한시도 멈추지 않고 숨 쉴 수 있도록 호흡에 관련된 모든 기관의 움직임을 조절하는 역할을 한다. 숨 쉬는 통로가 좁아지면 호흡중추는 호흡과 관련된 근육에 힘을 줘서 숨길을 넓혀 원활하게 숨 쉬게 한다. 그런데 알코올은 호흡중추를 진정시키는 작용을 한다. 쉽게 설명하면, 호흡중추가 빠릿빠릿하게 움직이지 못하고 둔해진다. 숨길이 좁아져 숨 쉬기 힘들어지면 호흡중추가 명령을 내려 호흡에 필요한 근육을 더 강하게 움직여야 하는데, 호흡중추가 이 같은 명령을 내리지 않아 근육의 긴장도가 떨어지면서 코골이 소리가 커지고 수면무호흡증이 더 자주, 더 길게 나타난다.

실제로 자기 전에 술을 안 마신 날과 마신 날을 비교해봤더니, 안 마신 날에는 무호흡-저호흡지수(Apnea-Hypopnea Index, AHI)가 평균 2.9회였던 사람이 술을 마신 날에는 7.8회로 2배 이상 증가했다. 뿐만 아니라 술을 마시면 수면무호흡증 환자의 혈중 산소 포화도가 평소보다 떨어진다. 잠든 후 80~160분 사이에 가장 많이 저하되며, 이는 호흡이 정상적으로 이루어지지 않아 체내에 산소가 부족해진다는 것을 의미한다.

흡연 역시 코골이나 수면무호흡증을 악화시킨다. 흡연은 상기도와 폐를 자극할 뿐만 아니라 신체 전반의 염증 반응을 촉진하는데, 특히 수면무호흡증의 직접적인 원인 부위인 상기도 염증이 심각해져 비강이나 목 등이 좁아진다.

담배에 포함된 대표적 유독물질인 니코틴은 만성 불면증과도 관련 있다. 담배를 많이 피우면 총 수면 시간이 줄고, 수면 효율이 떨어지며, 잠을 자다가 더 자주 깬다. 수면무호흡증 환자 중에는 불면증이 동반된 경우가 많은데, 담배로 인해 깊은 잠을 못 자고 자주 깨면 수면무호흡증이 악화된다.

이처럼 술과 담배는 코골이와 수면무호흡증에 직접적으로 영향을 미친다. 음주와 흡연을 함께하면 악영향이 더 커진다. 하루라도 빨리 금주, 금연해야 편안한 밤을 맞이할 수 있다.

코골이
병원 치료

가장 보편적인 치료법, 양압호흡기

코골이나 수면무호흡증은 원인에 따라 치료 방법이 달라진다. 그런데 어떤 원인에 의해 코골이나 수면무호흡증이 생겼든 간에 광범위하게 적용할 수 있는 치료 방법이 있다. 바로 양압호흡기(양압기)다. 게다가 이 치료법은 시작한 즉시 효과를 볼 수 있다. 그래서 폐쇄성 코골이나 수면무호흡증의 가장 확실한 치료법으로 꼽힌다.

양압기를 처음 접하는 환자는 중환자가 산소호흡기를 달듯 양압기를 착용하고 자야 한다는 점에 놀란다. 그리고 '내가 이걸 언제까지 써야 하나. 혹시 평생 써야 하나' 하는 생각에 엄두를 못 내기도 한다. 하지만 양압기에 적응되면 밤에 깨지 않고 잘 자고,

양압 호흡기

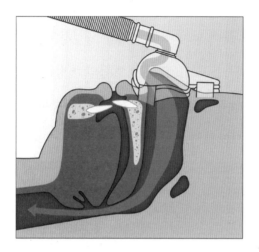

아침에 일어날 때 개운하며, 낮에 졸리거나 피곤하지 않고, 하루 종일 쌩쌩하게 활동할 수 있어서 새로 태어난 듯하다고까지 표현한다.

잠자는 동안 양압기로 기도에 적정한 압력의 공기를 불어 넣으면 막힌 기도가 뚫리면서 기도의 단면적이 넓어지고 숨 쉬기가 편안해진다. 마치 공기로 부목을 댄 것처럼 기도가 넓어져 코골이나 수면무호흡증이 치료돼 깊은 잠을 잘 수 있다. 뿐만 아니라 장기적으로 기도의 단면적과 체적은 물론 폐 용적까지 증가한다.

양압기는 주기기와 마스크, 그리고 주기기와 마스크를 연결하는 호스 등 크게 세 부분으로 구성된다. 주기기는 양압기의 핵심 기기로 공기를 불어 넣기 위해 압력을 생성하는 펌프, 공기에 적정한 습기를 더하는 가습기, 공기 흐름의 저항을 측정하는 센서, 호흡 및 공기 압력의 정보를 저장하는 저장 장치 등으로 구성된다. 양압기는 모터를 통해 공기를 빨아들여 압력을 생성하고 가습기로 습도를 맞춘 뒤 공기를 공급한다. 양압기는 내쉬는 숨(날숨)에는 공기를 불어 넣지 않고 들이쉬는 숨(들숨)에만 공기를 불어 넣을 정도로 정밀하게 작동한다. 양압기를 사용한 날과 사용 시간, 양압기의 압력, 환자의 무호흡과 저호흡 횟수 등이 자동으로 기록돼 환자의 상태를 모니터링하는 데 큰 도움을 준다.

마스크는 얼굴에 직접 닿는 부위로, 코를 덮지 않고 콧구멍에 연결되는 콧구멍형(pillow type), 코를 덮는 코형(nasal type), 코와 입을 덮는 안면형(full-face type) 세 가지가 있다. 콧구멍형은 얼굴에 닿는 부위가 가장 작아서 답답함이나 불편함이 적은 대신 잘 때 머리나 몸을 심하게 움직이면 벗겨질 수 있다. 안면형은 가장 커서 착용 시 상대적으로 불편하지만 그 효과가 강력해서 코막힘이 심해 입으로 숨 쉬는(구강 호흡) 환자에게 효과적이다. 마스크에는 작은 구멍이 있어서 날숨에 나오는 이산화탄소를 배출시키는 환기 밸브 역할을 한다. 이산화탄소가 원활하게 배출되지 않으면 들숨에 이산화탄소를 재흡입해 아침에 일어났을 때 머리가 아플 수 있다.

양압기는 건강보험이 적용돼 환자가 개인적으로 구입하지 않아도 저렴한 비용으로 대여해 사용할 수 있다. 건강보험을 적용받기 위해서는 반드시 수면다원검사를 하고 수면무호흡증으로 진단받아야 한다. 또한 양압기에 적응하지 못하고 중도에 포기하는 환자가 있어서 일정 기준 이상 사용했는지 주기적으로 확인한 후 계속해서 건강보험을 적용한다.

양압기에 잘 적응하기 위해 가장 중요한 것은 숨 쉬기 편안한 공기 압력을 설정하는 것이다. 이를 위해서 수면다원검사가 한 번 더 필요하다. 양압기를 착용하고 잠을 자면서 양압기의 압력이 얼마일 때 가장 호흡이 편안해지는지 확인한다. 이 검사도 건강보험이 적용된다.

양압기로 숨 쉬는 데 가장 편안한 압력을 설정했더라도 평생 이 압력으로 사용해야 하는 것은 아니다. 환자의 체중이 변하거나, 새로운 코 질환이 생기거나, 있던 코 질환이 치료되는 등 상황이 변하면 적정 압력도 달라진다. 나이가 들면서 증상이 변할 수도 있고, 복용하는 약물에 따라 코골이나 수면무호흡증의 정도가 달라지기도 한다. 따라서 양압기의 주장치에 있는 저장 장치를 가지고 수면센터를 방문해 진료를 받고 주기적으로 적정 압력을 조정해야 한다.

아래턱에 문제가 있을 때 시도하는 구강 내 장치

양압기가 원인에 상관없이 모든 코골이, 수면무호흡증에 적용할 수 있는 근본적인 치료 방법이라면, 구강 내 장치는 아래턱이나 혀뿌리(설근)에 문제가 있을 때 적용할 수 있는 치료 방법이다. 턱이 작거나, 턱이 목 뒤쪽으로 후퇴해 있거나, 혀뿌리가 커서 기도가 좁아졌을 때 효과를 볼 수 있다. 아래턱의 위치를 앞으로 당겨 기도를 넓히기 때문에 '하악 전방 이동장치(MAD, mandibular advancement device)'라고도 부른다. 다만 수면무호흡증이 중증(무호흡·저호흡지수가 30 이상)일 때는 효과를 보기 어렵고, 증상이 비교적 경미할 때 제한적으로 효과를 볼 수 있다.

구강 내 장치는 격투기나 아이스하키 등 격한 운동을 하는 선수가 경기할 때 착용하는 마우스피스를 떠올리면 이해하기 쉽다. 위턱과 아래턱에 끼우는 마우스피스 모양의 본체와 아래 위 본체를 연결하고 본체의 위치를 조정하는 장치로 구성돼 있다. 본체의 연결 장치를 조정해 아래턱을 앞으로 당기는데, 보통 3~5mm

구강 내 장치

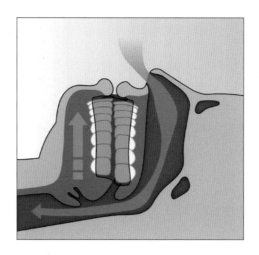

정도 이동시킨다. 최대 7mm까지 이동시킬 수 있으나 아래턱을 많이 당길수록 턱관절의 통증이 커지니 이를 감안해야 한다. 구강 내 장치는 환자의 치아 본을 떠서 맞춤형으로 제작한다. 구강 내 장치를 사용하면서 증상 개선 정도와 사용감 등을 고려해 아래턱의 이동 범위를 조금씩 조정한다.

구강 내 장치는 양압기에 비해 크기가 작아 휴대하기 좋고 사용과 관리가 간편하다는 장점이 있으나, 모든 환자에게 적용할 수 있는 것은 아니며 턱관절이나 치아, 잇몸 통증 등 부작용이 생길 수 있다. 또한 건강보험이 적용되지 않아 양압기에 비해 비용 부담이 크다.

수술로 치료하는 환자는 따로 있다

코골이나 수면무호흡증이 아주 심한 환자는 수술해서라도 꼭 고쳐달라고 간청한다. 증상이 심하지 않으면 비수술적인 방법으로 치료하고, 증상이 심하면 수술로 치료할 거라고 생각하는 것이다. 그리고 수술을 하고 나면 코골이나 수면무호흡증이 씻은 듯 나아서 조용하게 단잠을 잘 수 있으리라 기대한다. 하지만 코골이 수술은 증상의 정도에 따라 결정하는 수술이 아니다. 코골이나 수면무호흡증이 기도 내부나 편도 비대 등 특정 부위의 문제로 인해 발생할 때 수술로 치료한다. 쉽게 말해, 기도 주변의 구조물, 즉 연구개나 편도, 혀뿌리 등의 조직이 비정상적으로 크거나 구조적인 문제로 인해 기도가 막힐 때 한다. 또한 환자가 이런 경우에 해당하더라도 수술을 받은 뒤 기도가 넓어지고 코골이나 수면무호흡증이 확실하게 개선될 것으로 기대될 때만 수술한다.

이런저런 조건을 따지다 보면 코골이 수술이 필요한 환자는 생각보다 많지 않다. 수면다원검사와 상기도 수면 내시경 검사를

186

모두 받은 환자 중에서 대략 30% 정도가 이런 경우에 해당한다. 또한 수술을 받은 후에도 체중이 증가하지 않아야 재발하지 않는다.

코골이나 수면무호흡증을 유발하는 가장 흔한 폐쇄 부위는 연구개다. 연구개는 입천장 안쪽의 말랑말랑한 부위로, 연구개 수술은 레이저나 고주파로 연구개의 일부를 절제하거나 연구개의 근육을 당겨서 기도를 넓히는 방식으로 이뤄진다. 연구개 폐쇄 다음으로 많은 것은 편도와 혀뿌리 폐쇄다. 편도는 입을 벌렸을 때 목젖 양쪽에 도톰하게 보이는 부분이다. 혀뿌리는 혀의 가장 안쪽 부분으로, 후두까지 길고 넓게 뻗어 있다. 편도와 혀뿌리 폐쇄는 단독으로 나타나기보다는 대개 연구개 폐쇄와 함께 발견되는데, 남성은 편도 폐쇄가, 여성은 혀뿌리 폐쇄가 상대적으로 흔하다. 편도나 혀뿌리가 비대하면 코블레이터라고 하는 저온 고주파기기로 편도를 절제하거나 혀뿌리 크기를 줄이는 수술을 한다.

이처럼 코골이 수술은 하나의 방법으로 이뤄지지 않는다. 폐쇄 원인에 따라 수술 부위와 방법이 다르다. 적절한 방법으로 수술한 후에는 기도의 단면적이 넓어지면서 숨 쉬는 공기의 흐름이 좋아지고 증상이 개선된다.

하지만 코골이 수술을 했다고 해서 코골이나 수면무호흡증이 씻은 듯이 사라지는 것은 아니다. 앞서 살펴봤듯, 환자의 체형이나 코 질환, 생활 습관, 수면 자세 등 다양한 요인에 영향을 받기 때문이다. 따라서 비만이라면 정상 체중을 유지하도록 노력하고, 코막힘이 있으면 이를 치료하고 술과 담배를 끊고, 수면 자세를 바로잡는 노력을 지속해야 한다.

수면무호흡증,
자다가 숨 못 쉬는 병

수면무호흡증은 말 그대로 잠을 자다가 잠깐씩 숨을 쉬지 못하는 상태가 반복되는 것이다. 잠자는 동안 숨 쉬는 공기가 지나는 길이 막혀 숨을 못 쉬거나 숨길은 열려 있지만 호흡하려는 노력 자체가 없어서 발생하는데, 전자를 폐쇄성 수면무호흡증이라 하고, 후자를 중추성 수면무호흡증이라 한다. 수면무호흡증은 거의 대부분 폐쇄성이며, 중추성은 아주 드물다. 따라서 중추성은 논외로 하고, 폐쇄성 수면무호흡증에 대해 살펴보겠다.

먼저 수면무호흡증의 의학적 정의를 알아보자. 수면 중 무호흡이나 저호흡이 나타난 횟수를 기준으로 수면무호흡증을 진단한다. 무호흡은 호흡기류가 평소보다 90% 이상 감소한 상태가 10초 이상 지속되는 것을 말하고, 저호흡은 호흡기류가 평소보다

30% 이상 감소한 상태가 10초 이상 지속되면서 혈중 산소포화도가 3% 이상 감소하거나 각성을 동반하는 경우를 말한다. 1시간 동안 무호흡이나 저호흡이 5번 이상 나타나거나, 7시간 동안 30번 이상 나타날 때 수면무호흡증후군으로 진단한다. 수면무호흡증의 심한 정도는 1시간 동안 무호흡이나 저호흡이 나타나는 횟수, 즉 무호흡·저호흡 지수(AHI)를 기준으로 판별한다. AHI가 0~4는 정상이며, 5~14는 경증, 15~29는 중등도, 30 이상은 중증으로 분류한다.

수면무호흡증의 의학적 정의를 일반인이 이해하기는 좀 어렵다. 간단하면서도 알기 쉽게 풀어보면 이렇다. 자다가 '커억, 킥' 하면서 한참 동안 숨을 못 쉬는 상태가 1시간에 5번 이상 나타나면 수면무호흡증으로 볼 수 있다. 숨을 완전히 멈추지는 않더라도 숨 쉬는 게 힘겹고 자주 깨도 수면무호흡증일 가능성이 높다. 밤에 7~8시간 정도 충분히 수면을 취하는데도 불구하고 아침에 일어날 때 피곤하고, 낮에 집중력이 떨어지며, 자주 졸리고, 깜빡깜빡 잠든다면 수면의 질이 상당히 떨어진 상태이므로 그 원인이 코골이나 수면무호흡증에 있는 것은 아닌지 확인해보는 것이 좋다.

수면무호흡증이 심하면 수면 시간이 부족하지 않더라도 수면 효율이 떨어져 만성적인 수면 부족 상태가 된다. 깊고 달게 자야 낮에 쌓인 육체적, 정신적 피로를 풀고 아침에 새로운 하루를 시작할 수 있는데, 수면무호흡증이 있으면 깊은 잠을 자지 못한다. 정상적인 수면 패턴이 깨지기 때문이다.

그렇다면 수면무호흡증이나 다른 수면 장애가 없는 정상적인 수면은 어떤 것일까. 수면은 밤에 잠들어 점차 깊은 잠에 빠졌다가 아침에 깨는 것이 아니라 얕은 잠과 깊은 잠, 그리고 렘수면이 하나의 주기를 이루고 이것이 밤새 4~6번 반복된다. 수면 주기는 비렘(non-REM)수면과 렘수면으로 구성되는데, 비렘수면은 뇌파의 진폭에 따라 다시 1~4단계로 나뉜다. 1단계는 막 잠든 상태다. 갈수록 뇌파가 고요해지면서 3, 4단계의 깊은 잠이 나타난다. 이어서 렘수면 단계로 이행하는데, 꿈은 렘수면 단계에서 일어나는 일이다. 렘수면이 끝나면 다시 비렘수면이 이어진다.

수면무호흡증으로 숨을 제대로 쉬지 못하면 산소 공급이 부족해지고, 산소가 많이 부족하면 뇌가 더 이상 견디지 못하고 제대로 숨 쉬라고 몸을 깨워 각성 상태로 만든다. 자다가 자주 깨면 비렘수면의 3, 4단계, 즉 깊은 잠에 이르지 못하고 1단계나 2단계의 얕은 잠만 반복하다 아침을 맞이하고 만다. 이렇게 밤새 뒤척이고 나면 충분한 시간 동안 잠을 자더라도 아침에 몸이 무겁고 피곤할 수밖에 없다. 이처럼 수면은 단순히 '몇 시간 잤느냐'보다 양질의 수면, 즉 '얼마나 숙면을 취했느냐'가 중요하다.

수면무호흡증을 진단할 때는 무호흡·저호흡지수 같은 객관적인 데이터가 중요하지만 피로도, 낮의 졸림, 집중력 저하 등 환자가 느끼는 주관적인 증상도 반드시 고려해야 한다.

진료실에서 못 다한 이야기

진료실에서 못 다한 이야기를 글로 풀어놓는 동안, 의사로서 보낸 30년 넘는 시간이 주마등처럼 스쳐 지나갔다. 글 사이사이마다 그동안 진료실에서 만났던 수많은 환자들의 모습이 떠올랐다. 그리고 그들이 나의 또 다른 스승이었음을 다시금 깨달았다.

좋은 치료는 병이 악화되기 전에 빨리 낫게 하는 것이고, 최고의 치료는 예방이라고 한다. 그래서 환자를 치료한 후에는 더 이상 같은 병으로 고생하지 않으려면 어떻게 해야 하는지 예방법을 알려주려고 노력한다. 그럼에도 불구하고 우리 병원 환자 중에는 수술이 필요한 경우가 꽤 많다. 콧병이 오래되고 증상이 악화돼 '이비인후과 전문 병원'을 수소문해서 찾아오는 분들이 많기 때문이다. 이런 분들은 "꼭 수술해야 하나요? 수술하지 않고 치료할 방법은 없을까요?" 하고 묻는다. 나 역시 매일매일 곱씹는 질문이다.

수술 여부를 결정해야 할 때, 나에게는 한 가지 중요한 기준이 있다. 오랜 경험 끝에 얻은, 단순하지만 아주 강력한 기준이다. 수술해도 되고 약물 치료를 해도 되는 환자에게는 절대로 수술을 권하지 않으며, 수술을 하지 않았을 때 손해가 큰 경우에만 수술을 권한다. 수술을 할까 말까 고민될 때 이 기준을 적용하면 결론이 명쾌해진다.

코 질환이나 수면 질환을 치료할 때 수술은 마지막에 선택하는 치료 방법이기는 하지만, 가장 효과적이면서 확실한 치료 방법이기도 하다. 수술이 필요한 상황인데 무작정 미루다 보면 환자가 더 힘들어지고, 나중에 수술할 때 수술 범위가 넓어지는 경우가 많다. 수술이 필요한 때 시기를 놓치지 않고 수술하는 것도 매우 중요하다. 이 기준이 나의 기준을 넘어 우리 병원 모든 의료진의 기준이 되도록 늘 신경 쓴다.

여기에 더해 우리 병원 의료진에게 한 가지 더 당부하는 것이 있다. 우리 병원은 이비인후과로 시작해 점차 진료 과목이 확대돼 호흡기 내과, 신경과, 피부과, 마취과 등 15명의 의료진이 함께하고 있다. 새 의료진이 들어올 때마다 환자를 가족처럼 대할 것을 진심으로 당부한다. 진료실에 들어오는 환자 한 분 한 분이 내 가족이라면 최선을 다하지 않을 수 없기 때문이다.

이런 원칙과 마음가짐으로 환자를 대하다 보면 나의 진심이 통하고 있음을 확인하는 순간이 있다. 내게 진료받고 잘 치료된 환자가 자신의 가족을 치료해달라며 병원에 올 때다. 아버지가 아들을 데리고 오고, 아들이 어머니를 모시고 온다. 때로는 삼촌에 조카까지 환자의 가족들을 많이 만난다. 심지어 서울의 한 대학병원 교수가 딸의 수술을 맡기기도 했다. 이들의 믿음에 보답하기 위해서라도 나는 오늘도 진료에 진심을 다한다. 이 책에도 환자를 대하는 나의 진심을 담았다.

시간을 쪼개 책을 쓰면서 최선을 다했다고 생각했지만 되돌아보니 부족한 것이 자꾸 눈에 들어온다. 독자가 보기에 미진한 부분은 온전히 저자의 불찰이다. 이 책이 나오기까지 애써주신 모든 분들에게 감사 인사를 드린다.

콧구멍이 두 개인 이유

사람의 몸은 대부분 좌우 대칭을 이룬다. 팔과 다리가 두 개고, 눈도 귀도 두 개다. 코도 예외는 아니어서 하나밖에 없음에도 불구하고 콧구멍이 두 개로 나뉘어 대칭을 이룬다. 겉으로 보이는 코만 그런 것이 아니라 코 안쪽에 있는 비강이나 부비동 등 콧속 여러 기관도 좌우로 쌍을 이루고 있다.

코는 숨 쉬고 냄새를 맡는 기능을 하는데, 좁은 터널처럼 생긴 콧구멍이 툭하면 막히고 콧물이 나서 제 역할을 못 하기 일쑤다. 콧구멍과 비강 등 콧속에 있는 공간이 좌우로 나뉘지 않고 하나로 합쳐지면 훨씬 넓어져서 공기가 시원하게 흐르고 숨이 잘 통할 것 같은데, 현실은 반대다.

인체에서 필요 없는 기관은 하나도 없듯, 콧구멍이 하나가 아니라 두 개인 것도 다 이유가 있다. 먼저 한쪽 콧구멍을 막고 숨을 몇 번 쉬어보자. 다음엔 반대쪽 콧구멍을 막고 숨을 쉬어보자. 놀랍게도 한쪽은 숨이 잘 쉬어지는 반면 다른 쪽은 꽤나 답답할 것이다. 몇 시간 뒤에 다시 해보면 숨이 잘 쉬어지는 콧구멍과 답답한 콧구멍이 바뀌어 있을 것이다. 우리는 양쪽 콧구멍으로 동시에 숨을 쉬는 것이 아니라 한 쪽씩 번갈아가면서 숨을 쉰다. 서너 시간마다 주로 숨 쉬는 콧구멍이 바뀌는데, 이를 비주기(nasal cycle)라고 한다.

숨을 들이마시면 공기가 콧속 비강을 지나면서 순식간에 따뜻하고 촉촉한 공기로 바뀌어 폐로 들어간다. 비강 표면은 점막으로 돼 있고 점막에는 혈관이 아주 많이 분포돼 있는데, 차고 건조한 공기가 들어오면 순식간에 혈관이 확장돼 점막이 부풀어 오른다. 점막의 표면적이 넓어지면 공기와 닿는 면적이 넓어져 좀 더 신속하게 공기를 데우고 촉촉하게 할 수 있기 때문이다. 이렇게 비강 점막의 혈관이 점점 확장해 부풀어 오르면 공기가 흐를 수 있는 공간이 줄어들고, 공기가 원활하게 폐로 들어가지 못해 급기야 산소가 부족해진다. 한쪽 비강이 더 이상 역할을 수행하기 어려워지면 잠시 쉬고 있던 다른 쪽 콧구멍과 비강이 배턴 터치하듯 이어받아 일한다. 열심히 일했던 비강은 쉬는 동안 서서히 점막 혈관이 수축되면서 다시 일할 준비를 한다.

만약 콧구멍이 하나뿐이라면 비강이 쉴 틈 없이 24시간 내내 전력투구해야 하기 때문에 더 쉽게 고장 날 것이다. 콧구멍이 하나가 아니라 둘이기 때문에 서로 번갈아 쉴 수 있고, 그래서 코의 효율성이 오히려 높아진다.

콧구멍이 두 개인 것은 숨 쉬는 데 효율적인 것은 물론, 냄새를 맡는 데도 유리하다. 냄새 입자가 숨 쉬는 공기를 타고 콧속으로 들어와 후각세포에 닿으면 냄새를 느낄 수 있다. 후각세포는 비강의 제일 위쪽 깊숙한 곳에 집중적으로 분포해 있다. 비강은 아래쪽이 넓고 위로 갈수록 좁아 숨 쉬는 공기가 아래로 많이 흐르고 위쪽으로는 적게 흐른다. 따라서 냄새가 강할 때는, 바꿔 말해서 공기 중에 냄새 입자가 많을 때는 냄새를 쉽게 맡을 수 있지만 냄새 입자가 적을 때는 냄새를 잘 맡을 수 없다. 약한 냄새를 잘 맡기 위해서는 공기를 세게 흡입해서 비강 위쪽으로 보내야만 한다. 공기를 세게 비강 위쪽으로 보내는 데는 콧구멍이 두 개인 것이 효과적이다.

이제 숨을 한번 세게 들이마셔보자. 자신도 모르게 콧구멍 중간 부분이 잘록하게 좁아질 것이다. 공기는 넓은 곳에서 좁은 곳으로 흐를 때 속도가 빨라지고 압력도 세지는데, 갑자기 통로가 좁아지니 콧구멍으로 들어온 공기가 비강 깊은 곳으로 더 많이 흘러간다. 이게 가능한 것도 콧구멍이 두 개로 나뉘어 있기 때문이다. 겉으로 보이는 콧구멍과 코안의 비강을 좌우 두 개의 공간으로 나누는 얇은 판 모양의 뼈를 '비중격'이라고 한다. 겉으로 보이는 코(외비)는 비중격 위에 지붕처럼 얹혀 있다. 외비 아래쪽은 말랑말랑한 연골로 돼 있다. 그래서 숨을 세게 들이마시면 연골 부분이 비중격 쪽으로 당겨지면서 콧구멍이 좁아진다. 콧구멍이 하나라면 이런 작용이 일어나기 힘들다. 콧구멍이 두 개로 나뉘어 있어 공기를 더 세게 빨아들일 수 있고, 그래서 약한 냄새도 잘 맡을 수 있는 것이다. 냄새를 잘 맡는 것은 생존하는 데 매우 중요하다. 위험한 냄새가 아주 약하게 나더라도 잘 맡을 수 있다면 더 효과적으로 위험을 피할 수 있기 때문이다.

이처럼 콧구멍이 두 개이기 때문에 우리는 편안하게 숨 쉬고, 냄새를 잘 맡아 더 안전해졌다. 이만하면 콧구멍이 두 개인 이유가 충분하지 않은가.

얼굴의 마의 삼각지대

   사람들은 위험하고 기이한 일이 많이 생기는 곳을 두고 '마의 삼각지대'라는 별칭을 곧잘 붙인다. 논리적으로 하나하나 따져보면 설명되지 않는 일이 거의 없지만, 두려움이 커서 이런 이름을 붙이고 조심하고자 하는 것으로 이해된다. 그런데 얼굴에도 이런 삼각지대가 있다. 이름하여 '안면의 위험한 삼각지대(Dangerous Triangle of Face)'. 미간 한가운데를 꼭짓점으로 해서 입술의 좌우 양 끝점을 이어서 생기는 이등변 삼각형으로, 코와 위턱뼈(상악)의 일부가 포함된다.

   '안면의 위험한 삼각지대'의 안쪽 깊은 곳, 뇌의 바닥에는 스펀지 모양으로 구멍이 숭숭 뚫린 공간인 해면정맥동이 있다. 뇌와 연결된 굵은 정맥 혈관이 이곳을 지나가는데, 이 정맥은 다른 혈관과 달리 혈액이 거꾸로 흐르는 것을 막는 판막의 힘이 약하다. 그래서 정맥혈이 심장으로 흘러가지 않고 뇌로 역류할 수 있다. 만약 해면정맥동을 지나는 뇌 정맥이 세균에 감염되고, 감염된 혈액이 뇌로 역류하면 뇌수막염이나 뇌농양 같은 위험한 뇌 질환이 생길 수 있다. 아주 드문 사례이기는 하지만 잊을 만하면 한 번씩 이런 환자를 보게 된다.

그렇다면 이런 감염은 어떻게 생기는 것일까? 어처구니없게도 코털을 뽑다가 이런 불운이 찾아오는 경우가 가장 많다. 거울을 보다 코 밖으로 쑥 삐져나온 코털을 습관적으로 뽑는다면 이런 불운이 생각보다 가까이 있는 셈이다.

코털을 잘못 뽑으면 콧속 점막에 염증이 생기고, 염증을 유발한 세균이 코의 정맥으로 침투할 수 있다. 코의 정맥은 해면정맥동에서 뇌 정맥 혈관과 합류하는데, 코 정맥 안의 세균이 뇌 정맥으로 가고, 이 정맥혈이 다시 뇌로 역류하면 뇌수막염이나 뇌농양이 발병한다. 몇 가지 드문 우연이 겹치고 겹쳐서 발병하는 것이라 아주 희박한 사례이기는 하다. 그렇다고 전혀 일어나지 않는 일도 아니다.

이런 위험한 일이 사소하게 코털을 뽑다가 생길 수 있다니, 그런 위험을 감수하고 굳이 코털을 뽑을 이유가 있을까. 게다가 코털은 코 건강을 위해서도 꼭 필요하다. 코털은 코로 들어온 비교적 큰 입자의 이물질을 걸러낸다. 코털이 없으면 필터링이 잘 안 되는 만큼, 반드시 있어야 한다.

하지만 코털이 코 밖으로 나오면 보기 흉해서 그냥 두기 힘들다. 코털은 30대까지만 해도 코 밖으로 튀어나오는 경우가 드물고, 40대부터 서서히 길어지기 시작해 0.5~1cm까지 자라서 코 밖으로 나오기도 한다. 이런 현상은 남성에게 흔히 나타나기 때문에 호르몬 변화로 인해 일어나는 것으로 추정하지만 확실한 것은 아니다.

코 밖으로 삐져나온 코털은 절대로 뽑지 말고, 끝이 뭉툭한 작은 가위로 자르거나 코털 깎기로 정리하자. 코털 깎기를 사용할 때는 코 앞쪽의 코털만 제거한다는 느낌으로 가볍게 잘라야 한다. 깊숙한 곳까지 넣어 코털을 완전히 밀어버리는 것은 좋지 않다. 코털을 자른 가위나 코털 깎기는 사용한 뒤 깨끗이 씻어 말려서 오염되지 않도록 관리하는 것도 잊지 말아야 한다.

코막힘 스프레이의 비밀

코가 막힐 때 가장 손쉽고 빠르게 코를 뚫을 수 있는 방법은 뭐니 뭐니 해도 비충혈제거제, 흔히 코막힘 스프레이라고 부르는 약이다. 코에 뿌리고 2~3분만 지나면 코가 시원하게 뚫리기 때문에 코막힘으로 숨 쉬기 힘든 환자에게는 가뭄에 단비 수준을 넘어 구세주처럼 여겨진다. 이렇게 시원하게 코를 뚫는 약이 있는데 그동안 왜 코막힘으로 생고생을 했나 싶을 정도다. 더구나 일반의약품이라 의사 처방 없이 약국에서 손쉽게 살 수 있어 더 유용하다.

코막힘 스프레이는 코를 뚫는 효과 하나는 가히 최고지만, 뛰어난 효과만큼 부작용 위험도 크다. 코막힘 스프레이는 비강 점막의 혈관을 수축시켜 부어오른 비강을 가라앉힌다. 그 결과 비강

내 공간이 넓어져 숨 쉬기가 편안해진다. 그런데 이 약을 반복해서 사용하면 약물 반작용으로 혈관이 팽창해 코막힘이 더욱 심해지고, 전보다 더 많은 양을 뿌려야 코가 겨우 뚫린다. 그러다가 결국 코막힘 스프레이의 효과가 없어지는 지경에 이른다. 바로 약물성 비염이다. 약물성 비염에 걸리면 다른 어떤 약도 듣지 않아 수술밖에 치료 방법이 없다. 그래서 코막힘 스프레이가 위험하다.

코막힘 스프레이의 사용 설명서를 보면 대개 '하루 2번 이내 분무하고, 3일 사용해도 증상이 나아지지 않을 경우 사용을 중단하며, 7일 이상 사용하지 않도록 주의한다'라고 쓰여 있다(주요 성분 함량에 따라 사용 횟수는 다소 차이가 있다). 하지만 나는 의사의 처방 없이는 7일 이상 사용하지 말라고 권고한다. 그런데 '하루에 딱 2번만 뿌려야지' 하고 시작하지만 마법 같은 효과 때문에 '한 번만 더, 한 번만 더' 하기 일쑤다. 그러다 보면 어느새 습관처럼 코막힘 스프레이에 손이 가고, 이것 없이는 견디기 힘든 지경에 이른다. 이비인후과 의사인 나조차 한때 코막힘 스프레이에 중독되다시피 했으니, 더 말할 것도 없다.

여기서 눈 밝은 독자라면 '의사의 처방 없이'라는 문구에 고개가 갸우뚱해질 것이다. 의사의 처방이 있으면 7일 이상 써도 된다는 말일까? 사실 코막힘 스프레이는 코막힘을 치료하는 데 꼭 필요한 경우가 있다. 비염으로 코막힘이 심할 때는 먹는 약 외에 코에 뿌리는 스테로이드제를 많이 쓴다. 비강용 스테로이드 스프레이는 비염의 3대 증상을 모두 줄여줄 뿐만 아니라, 코 점막의 염증을 제거하고, 민감도를 완화시켜 비염을 효과적으로 치료한다. 그런데 코막힘이 심하면 약을 코에 뿌려도 코 안쪽의 비강까지 도달하지 못해 약효를 기대할 수 없다. 이럴 때는 먼저 코막힘 스프레이로 코를 뚫어줘야 스테로이드 스프레이의 약효가 제대로 발휘된다. 먹는 약과 뿌리는 약의 공조가 효과적으로 이루어지면 어느 순간 코막힘 스프레이를 뿌리지 않고도 스테로이드 스프레이를 쓸 수 있고, 코막힘이 치료된다. 코막힘 스프레이는 제대로만 쓰면 아주 효과적인 치료제이기 때문에 아예 안 쓸 수는 없다. 꼭 필요한 경우에 꼭 필요한 정도로만 써야 한다.

코막힘 스프레이에 대한 이야기를 시작한 김에 코에 뿌리는 스프레이 형태의 약에 대해 좀 더 알아보자. 앞서 얘기한 스테로이드 스프레이 외에 항콜린제 스프레이가 있고, 식염수를 주성분으로 코에 도움되는 몇 가지 약제를 첨가한 스프레이도 있다.

스테로이드 스프레이는 코막힘 스프레이와 달리 증상이 있는 동안에는 꾸준히 사용해야 한다. 이 약은 한두 번 써서는 효과를 체감하기 어렵다. 적어도 5~7일 정도는 꾸준히 써야 효과를 제대로 볼 수 있다. 스테로이드 약물을 장기간 쓰는 것에 대한 부담감을 떨치기 어려울 수도 있지만, 이 약은 코에 직접 작용하기 때문에 먹는 스테로이드제에 비해 아주 적은 양으로도 효과를 볼 수 있어 매우 안전하다. 여러 해 동안 써도 전신 부작용이 거의 없는 것으로 확인된 약물이다.

항콜린제 스프레이는 비염의 3대 증상 중 콧물에 효과적이다. 콧물만 많이 나는 미각성 비염에 주로 처방한다.

최근에 콧병 환자들이 많이 물어보는 약이 있다. 바로 식염수 스프레이 제제다. 일반의약품으로 오래 사용해도 부작용이 없다고 해서 관심이 늘고 있다. 식염의 농도에 따라 등장성(체액 농도와 같은 0.9%)과 이보다 농도가 높은 고장성(2~3%) 두 가지가 있으며, 식염 외에 코에 좋은 몇 가지 성분이 포함돼 있다. 등장성 식염수 스프레이는 코 세척에 사용하는 생리식염수와 거의 비슷하고, 고장성 스프레이는 삼투압 작용으로 점막의 붓기를 줄인다고 광고한다. 하지만 고장성 스프레이의 효과에 대해서는 서로 다른 견해가 있는데, 이에 대해 아직 확실하게 결론이 나지 않았다. 생리식염수로 코 세척만 잘한다면 굳이 식염수 스프레이를 사서 쓸 필요는 없다. 식염수 스프레이 대신 생리식염수를 몇 방울 코에 넣는 것으로도 비슷한 효과를 낼 수 있다.

코피와 비강 건조증

아침에 세수하다가, 혹은 코를 팽 하고 풀다가 코피가 나면 '요즘 너무 과로했나' 하는 생각이 가장 먼저 든다. 물론 전혀 영향이 없는 것은 아니지만, 코피가 자주 나는 이유는 따로 있다. 드문 사례지만 가정에서 휴지로 막을 수 없을 정도로 코피가 쏟아진다면 망설이지 말고 바로 응급실로 가야 한다.

코피가 자주 나는 이유를 딱 세 가지만 꼽아보면 건조한 공기, 외상, 콧병이 있다. 물론 이 세 가지가 다 겹치면 코피가 더 많이 난다. 예를 들어, 만성 비염이 있는 사람이 건조한 곳에서 자고 난 뒤 세수할 때 코를 세게 비비고 온 힘을 모아 코를 팽 하고 푼다면 코피가 나기 쉽다. 코가 아주 건조하면 코가 당기고 코딱지가 생기는데, 불편감 때문에 코를 후비다가 손상돼 코피가 나기도 한다. 종종 코피가 나면서, 평소에 코가 마르고 당기는 듯한 느낌이 들고, 코딱지가 자주 생기며, 후각까지 떨어진다면 비강 건조증일 가능성이 있다. 비강 건조증은 실제로 비강 점막이 부은 것도 아닌데 코가 막히는 느낌이 들기도 한다. 비강 건조증은 노년층에게 많이 나타나며, 환경 조건도 큰 영향을 미친다.

코피가 날 때는 솜이나 휴지로 코를 막고 고개를 살짝 숙인 상태에서 양쪽 콧방울 바로 위를 세게 누른다. 코피가 흐르면 당황해서 고개를 뒤로 젖히기 쉬운데, 이렇게 하면 코피가 목으로 넘어가 기도를 막을 수 있으므로 반드시 고개를 앞으로 숙인다. 또 지혈하는 동안 솜이나 휴지를 자주 갈아 끼우면 오히려 지혈이 잘 안 될 수 있다. 대개 5~10분 정도 지혈하면 코피가 멈춘다.

비교적 쉽게 지혈되는 코피는 코 앞쪽 혈관에서 발생한 것으로, '전방 비출혈'이라고 한다. 그중에서도 특히 많은 것이 키셀바흐 신경총 부위의 출혈이다. 손가락을 콧구멍에 넣었을 때 바로 닿는 말랑말랑한 뼈(비중격 연골의 앞쪽)가 키셀바흐 부위인데, 얇은 점막 아래 모세혈관이 돋을새김 모양으로 풍부하게 퍼져 있어 작은 자극에도 쉽게 피가 난다.

그런데 이 정도로 지혈해도 코피가 멈추지 않고 수도꼭지를 틀어놓은 것처럼 계속 쏟아진다면 바로 병원으로 가야 한다. 이런 코피는 비강 안쪽 깊숙한 곳에서 나는 코피(후방 비출혈)로 고혈압이나 동맥경화 등 다른 혈관 질환이 있는 노년층에게 잘 생긴다. 이 경우, 출혈의 원인이 되는 혈관을 묶거나 전기나 레이저로 소작하는 방법으로 치료한다. 별다른 콧병이 없는데도 코피가 자주 난다면 다음의 다섯 가지만 지켜도 코피를 예방할 수 있다.

❶ 실내 습도를 40~60%로 유지한다. 특히 난방을 하거나 에어컨을 틀면 실내가 건조해지기 쉬우므로, 습도 관리에 더 신경 쓴다.

❷ 아침저녁 생리식염수로 코 세척을 하고, 생리식염수를 스프레이 병에 넣어 수시로 콧속에 뿌린다.

❸ 콧속에 바셀린 연고를 바른다. 바셀린 연고를 면봉에 묻혀 콧구멍 속에 잘 펴 바른 뒤 숨을 몇 차례 들이마시면 바셀린이 안쪽까지 도포돼 더욱 효과가 좋다.

❹ 코를 자극하거나 만지지 않는다. 특히 아이들이 습관적으로 코를 파지 않도록 하고, 세수하면서 코를 강하게 문지르거나, 코를 세게 풀지 않도록 주의한다.

❺ 잘 때 마스크나 덴탈 마스크를 느슨하게 착용한다. 다만 노인이나 중증 호흡기 질환자는 호흡이 저하될 수 있으므로 잘 때 마스크를 해선 안 된다.

알면 더 유용한 코 상식 5

올바른 코 세척 방법

이비인후과 의사들이 이구동성으로 첫 번째로 꼽는 코 건강법은 바로 코 세척이다. 우리는 아주 어렸을 적부터 식후 양치질하는 습관을 들이고 하루에도 몇 번씩 양치질하는 것을 당연하게 여기지만, 코 세척은 아직 많은 이에게 낯선 용어다. 양치질로 치아와 입안 구석구석을 씻어내듯 콧속을 매일매일 깨끗하게 씻는 것이 코 세척이다.

호흡기 건강의 최전방에 해당하는 콧속 비강은 건조한 공기로 늘 지치고 공기 속 먼지나 오염물질, 바이러스, 세균 등의 공격에 노출돼 있다. 또한 콧병 환자는 코안이 염증성 분비물로 가득 차 있기 일쑤다. 코 세척을 하면 이런 것들이 깨끗이 씻겨 나가고, 코 점막에 직접 수분이 공급돼 촉촉해진다. 뿐만 아니라 콧속 분비물을 아래로 내려보내는 섬모의 운동성이 좋아져 콧물이 비강에 잘 고이지 않는다.

코 세척의 효과에 관한 연구 결과는 무척 많다. 그중 일부를 소개한다. 비염이나 축농증 환자가 코 세척을 꾸준히 했더니 약물 복용량이 줄었다. 이는 코 세척으로 증상이 완화됐다는 것을 의미한다. 또 코막힘이 심한 환자가 코 세척을 했더니 비강 내 공기 통로의 용적이 커졌다. 이는 코 세척으로 코 점막의 부기가 가라앉아 코막힘이 줄었다는 뜻이다. 게다가 코 세척은 장기간 계속해도 별다른 부작용이 없다. 이처럼 효과가 뛰어나고, 간편하게 실행할 수 있으며, 부작용 걱정도 없으니 코 세척을 안 할 이유가 없다.

코 세척 방법은 생각보다 간단하다. 생리식염수를 담을 용기와 소금, 물만 있으면 어디서든 할 수 있다. 코에 물이 들어갔을 때 따가웠던 기억 때문에 지레 겁먹고 엄두를 내지 못할 수도 있다. 하지만 콧물이 코안에 있어도 아무런 느낌도 없듯, 콧물과 염도가 같은 생리식염수로 코 세척을 하면 코가 따갑지 않고, 오히려 시원하다.

이처럼 간편하고 효과가 뛰어난데도 코 세척을 꾸준히 하는 사람은 생각보다 많지 않다. 양치질이 구강 위생에 필수적인 것처럼, 코 세척은 비강 위생에 필수적이다. 코 세척을 '코치질'로 바꿔 부르면 사람들이 좀 더 쉽게 접근하고 실천할 수 있지 않을까 하는 생각도 해본다.

1. 코 세척 물

양치질을 할 때 치약이 필요하듯, 코 세척을 할 때는 생리식염수가 필요하다. 생리식염수는 체액과 염도가 같은 0.9%의 소금물로, 순수한 물과 소금 외에 아무것도 들어 있지 않다. 약국에서 생리식염수를 사서 써도 되고, 코 세척용으로 나오는 식염(대개 일회용으로 소분되어 있다)을 정해진 분량의 물에 타서 써도 된다. 단, 렌즈 세척용 생리식염수는 보존제가 들어 있으므로 피해야 한다. 보존제가 없는 비강용 생리식염수를 쓰되, 변질되기 쉬우므로 사용기한을 꼭 지켜야 한다. 몸에 좋다고 해서 죽염이나 천일염으로 소금물을 만들기도 하는데, 이는 오히려 코에 해롭다. 죽염이나 천일염에는 순수한 소금 외에 다른 성분이 들어 있는 데다 염도를 0.9%로 정확하게 맞추기 어렵기 때문이다.

2. 코 세척 전용 용기

코 세척 용기는 시중에 파는 것을 써도 되고, 50cc짜리 주사기를 이용해도 무방하다. 코 세척 용기는 코에 닿는 노즐 모양에 따라 일자형과 커브형 두 가지로 나뉜다. 어느 것을 사용해도 무방하나,

콧병이 있다면 상대적으로 압력이 센 일자형을, 콧병이 없다면 커브형을 선택하는 것이 낫다. 어떤 코 세척 용기를 쓰느냐보다 중요한 것은 청결한 관리다. 코 세척을 한 뒤에는 반드시 씻어서 말려야 세균에 오염되지 않는다. 또 가족이라도 개인별로 용기를 따로 마련해야 한다. 여러 사람이 같이 사용하면 세균이나 바이러스가 서로에게 옮을 수 있기 때문이다.

3. 코 세척 방법

생리식염수와 코 세척 용기가 준비됐다면 이제 코 세척을 시작하자. 고개를 살짝 숙여 45도로 돌린 뒤, 위쪽 콧구멍에 생리식염수를 지긋이, 그리고 천천히 밀어 넣는다. 압력은 생리식염수가 콧구멍으로 들어갈 정도면 된다. 이때 입을 벌려 '아아' 하고 소리를 내면 생리식염수가 입으로 나오지 않고, 비강을 지나 아래쪽 콧구멍으로 흘러나온다. 반대쪽도 같은 방법으로 한다.

한쪽 코에 사용하는 생리식염수의 양은 100~200cc가 적당하다. 불편한 증상이 있을 때는 하루 두 번, 증상이 없을 때는 하루 한 번 실시한다. 코 세척을 많이 한다고 해서 좋은 것은 아니다. 너무 많은 양의 생리식염수를 쓰거나 너무 자주 코 세척을 하면 콧속의 정상적인 점액까지 씻겨 내려가 오히려 건조해질 수 있다.

4. 코 세척을 피해야 하는 사람

중이염에 자주 걸리거나, 약한 압력으로 코 세척을 해도 귀가 불편한 사람은 코 세척을 하지 않는 것이 낫다. 귀의 고막 안쪽에는 중이라는 공간이 있다. 중이는 이관이라고 하는 가는 관을 통해 비강과 연결돼 있다. 이관은 평소에는 막혀 있다가 필요할 때 한 번씩 열린다. 코 세척을 할 때 생리식염수를 밀어 넣는 압력이 너무 세면 식염수가 이관을 타고 중이로 들어가 중이염을 유발할 수 있으므로 적당한 압력을 유지해야 한다.

5. 등장성, 고장성

등장성이나 고장성은 생리식염수의 농도를 일컫는 용어다. 등장성은 염도가 체액과 같은 0.9%인 것을 말하고, 고장성은 대개 2~3%이며, 염도가 이보다 더 높은 것도 있다. 비염이나 축농증으로 콧속이 부었을 때는 고장성 용액을 사용하기도 한다. 고장성 용액으로 코 세척을 하면, 삼투압 작용이 일어나 등장성 용액을 사용할 때보다 콧속의 부기가 쉽게 가라앉고, 콧물이 아래로 더 잘 내려간다는 연구 결과가 있다. 하지만 이와 상반된 연구 결과도 적지 않으며, 고장성 용액으로 코 세척을 하면 코 점막을 강하게 자극해 코가 따가울 수 있다. 따라서 굳이 고장성 용액을 사용할 필요는 없다. 등장성 용액으로 코 세척을 하는 것만으로도 충분히 효과를 볼 수 있다.

잃어버린 후각,
후각 훈련으로 되찾는다

후각은 인간의 여러 가지 감각 중에서 가장 진화가 덜 된 감각
이다. 다른 포유류에 비해 냄새를 구별하는 능력도, 먼 곳에 있는
냄새를 맡는 능력도 크게 떨어진다. 그럼에도 불구하고 후각은
생존과 행복에 아주 중요하다. 우리는 냄새를 통해 위험을 감지
할 수 있다. 상한 음식이나 화재, 가스 누출 같은 위험한 상황을
냄새로 파악하고 피한다. 또 음식의 맛을 느끼는 것은 혀지만, 냄
새는 맛을 더 풍성하게 즐길 수 있도록 해준다.

냄새를 인식하는 과정은 다른 감각기관이 자극을 감지하는 과
정에 비해 비교적 단순하다. 냄새 입자가 공기에 실려 콧속으로
들어오면 비강 천장의 좁은 부위에 퍼져 있는 후각 수용체가 이
를 감지한다. 후각 수용체는 감지한 냄새 입자의 화학적 신호를

전기적 신호로 바꿔 후각신경으로 전달한다. 이 냄새 신호가 후각신경을 통해 대뇌에 도달하면 무슨 냄새인지 알 수 있다.

냄새를 전달하는 데 중요한 역할을 하는 후각 수용체는 비강 가장 위쪽 점막에 있는데, 후각 수용체가 있는 부위는 넓이가 고작 우표 한 장 크기 정도다. 후각이 발달한 개는 그 부위가 인간보다 60배쯤 넓다. 후각이 뛰어난 것으로 유명한 아프리카코끼리는 수 킬로미터 떨어진 곳에 있는 다른 동물의 냄새를 맡을 수 있으며, 자신을 공격하는 부족과 그렇지 않은 부족을 냄새만으로 구별할 수 있을 정도다. 또한 소변 냄새로 가족과 가족이 아닌 코끼리를 가려내고, 인간은 구별할 수 없을 정도로 비슷하지만 화학 구조가 약간 다른 냄새 입자도 구별해낸다. 인간으로선 상상조차 하기 힘든 능력이다.

이처럼 인간의 후각은 다른 포유류에 비해 기능이 떨어지는 것은 물론 쉽게 피로해진다. 비슷한 농도의 같은 냄새를 1~5분 정도 맡으면 더 이상 냄새를 느끼지 못한다. 또한 후각은 여러 가지 원인에 의해 쉽게 손상된다. 냄새를 잘 맡지 못하거나(후각 저하) 냄새를 전혀 맡지 못하는 것(후각 상실)을 통틀어 후각장애라고 한다. 후각장애는 원인에 따라 크게 두 가지로 나뉜다. 냄새 입자가 후각 수용체에 도달하지 못하는 전도성 후각장애와 냄새 입자가 후각 수용체에 도달해도 신경이 반응하지 않거나 뇌가 냄새를 구분해서 인식하지 못하는 감각신경성 후각장애다.

전도성 후각장애는 대개 비염이나 축농증 등 염증으로 코가 막혀 발생하는데, 후각 상실보다는 후각 저하가 많다. 원인 질환을 치료하면 70~80%는 회복된다. 감각신경성 후각장애는 바이러스성 감기를 앓고 수 주에서 수 개월 후에 생긴다. 이밖에 머리 외상, 노화, 선천성 요인, 화학물질에 의한 신경 손상, 흡연 등에 의해서도 발생한다. 대개 약물로 치료하지만 효과가 확실하지 않다.

후각장애의 원인인 콧병을 치료하거나 약물로 감각신경성 후각장애를 치료해도 후각이 회복되지 않을 경우, 후각 훈련을 시도해볼 수 있다. 비염이나 축농증을 오랫동안 앓은 환자 중에는 치료를 받고 나서도 손상된 후각이 완전히 회복되지 않는 경우가 종종 있다. 이럴 때 후각 훈련이 필요하다. 후각 훈련은 후각신경계의 가소성을 활용한 치료법이다. 밀가루 반죽이나 찰흙이 빚는 손길에 따라 형태가 달라지는 것처럼, 후각신경은 특정한 환경 요인에 따라 그 방향으로 변하는 성질이 있다. 이를 후각 가소성이라 한다.

용어가 생소하지만, 후각 훈련 방법은 의외로 간단하다. 각기

다른 대표적인 후각 자극 물질을 하루 두 번, 10~15초씩 냄새 맡는 방식으로 진행한다. 보통 네 가지 물질의 냄새를 맡는데 장미, 유칼립투스, 레몬, 정향 냄새를 많이 이용한다. 이 냄새는 서구에서는 익숙하지만 한국인에게는 다소 생소한 향이라 한국인에게 적합한 향을 개발하는 연구가 진행되고 있다. 후각 훈련은 비용이 많이 들지 않고, 부작용이 거의 없으며, 병원에 가지 않고 가정에서도 손쉽게 할 수 있다는 장점이 있다. 다만 환자가 얼마나 꾸준히 계속하느냐가 치료의 관건이다. 12주 동안 치료했을 때 후각이 좋아지는 비율은 적게는 25%, 많게는 60%에 이른다.

후각과 관련해 재미있는 이야기를 한 가지 더 소개하겠다. 후각으로 알츠하이머 치매를 예측할 수 있다는 소식이다. 알츠하이머 치매는 치매의 가장 흔한 유형으로 기억력이 감퇴하고, 인지력이 떨어지며, 우울증이 동반된다. 이와 함께 눈에 띄는 증상은 후각이 떨어지는 것으로, 알츠하이머 치매 환자의 90%에서 이런 증상이 나타났다.

알츠하이머 치매와 후각 저하가 관련 있다는 것은 오래전부터 알려진 사실이지만, 왜 이런 증상이 나타나는지는 최근에 밝혀졌다. 냄새를 감지하는 말초 후각신경계와 냄새를 정보화해 뇌로 전달하는 중추 후각신경계가 만나는 지점에 이상이 생겨 냄새를 맡지 못하게 된다. 알츠하이머 치매의 원인으로 지목되는 베타 아밀로이드(뇌에서 발견되는 단백질 찌꺼기의 일종)가 중추 후각신경계의 말단을 손상시켜 후각 신호가 뇌로 전달되지 못하는 것이다.

의학계에서는 후각신경 말단이 분포해 있는 코 점막의 상피세포를 떼어내 마이크로RNA를 분석하거나, 후각 테스트를 통해 알츠하이머 치매를 예측하는 방법을 연구하고 있다. 이제 후각으로 알츠하이머 치매에 대비하는 시대가 곧 열릴 것이다.

임플란트 하기 전, 축농증부터 확인하자

수십 년 동안 콧병 환자를 진료하다 보니, 교과서에 나오는 설명과 현실의 괴리가 느껴질 때가 있다. 최근 몇 년 새 이런 느낌을 강하게 받는 분야는 치성 축농증이다. 치성 축농증은 한마디로 치과적 문제와 관련된 축농증인데, 전체 축농증의 10~20%에 달할 정도로 생각보다 흔한 질병이다.

예전에는 치성 축농증이 충치나 치주염, 치아 발치로 인해 생겼다면 요즘은 이런 원인에 더해 임플란트를 하는 과정에서 축농증이 발병하는 사례가 급격히 증가하고 있다. 그래서 치과 의사들과 함께 임플란트 과정에 대해 이해하고, 실제 사례를 연구하며, 효과적인 치료 방법을 모색하는 학술 모임을 갖기도 한다.

임플란트, 그중에서도 윗니 임플란트를 하다가 축농증이 발병하는 경우가 종종 있다. 이 경우, 힘들게 심은 임플란트를 축농증 때문에 빼야 할 수도 있다. 이렇게 축농증과 윗니 임플란트가 서로 밀접하게 영향을 미치는 것은 윗니 임플란트를 심는 위턱뼈(상악)와 축농증이 가장 많이 생기는 부위인 상악동이 맞닿아 있기 때문이다. 상악동은 양쪽 뺨의 안쪽, 상악(위턱뼈) 바로 위에 있으며, 윗니의 뿌리는 상악 깊숙이 박혀 있다. 즉, 상악동 바로 아래 윗어금니의 뿌리가 자리 잡고 있는 것이다. 치아 뿌리 끝과 상악동 바닥의 거리가 가까운 곳은 채 1mm도 안 된다. 그래서 임플란트를 하는 과정에서 자칫 잘못하면 상악동이 손상되기 쉽다.

임플란트와 축농증의 관련성을 이해하기 위해 먼저 임플란트 하는 과정을 살펴보자. 임플란트를 할 때는 먼저 턱뼈에 인공 치근(치아 뿌리)을 심은 뒤, 치근에 짧은 기둥(어부트먼트)을 연결하고, 여기에 크라운(치아 모양의 보철물)을 씌워 완성한다. 인공 치근을 심으려면 턱뼈가 이를 견딜 만큼 튼튼해야 하는데 나이가 들면 다른 뼈와 마찬가지로 턱뼈도 골밀도가 떨어져 인공 치근을 심기 어려운 경우가 대부분이다. 게다가 치아가 빠지고 나면 골다공증이 생긴 것처럼 턱뼈에 구멍이 더 많이, 더 크게 생긴다. 그래서 인공 치근을 심기 전에 인공 뼈를 이식한다. 뼈 이식은 인공 뼛가루를 턱뼈에 넣어 뼈를 튼튼하게 하는 것이다.

인공 뼈를 상악에 이식할 때는 상악 바로 위에 있는 부비동의 점막을 들어올려야 한다(상악동 거상술). 이 과정에서 상악동 점막이 찢어질 수 있다. 상악동 점막이 찢어져 인공 뼛가루가 상악동에 들어가면 염증, 즉 축농증이 발생한다. 또 인공 치근을 심다가 문제가 생기기도 한다. 인공 치근이 상악동 점막을 뚫고 침범하면 축농증이 생긴다. 축농증으로 인한 염증성 분비물이 찢어진 점막 아래로 흐르면 임플란트 주위에도 염증이 번져 흔들릴 수 있고, 최악의 경우 이미 심어놓은 임플란트를 제거해야 할 수도 있다.

그래서 윗니 임플란트를 하기 전에는 축농증, 특히 상악동에 염증이 있는지 반드시 확인해야 한다. 축농증은 대부분 코막힘, 누런 콧물, 기침 등의 증상을 보이지만 어떤 축농증은 다른 증상은 없고 기침만 만성적으로 나서 축농증이라고 생각하지 못할 수도 있다. 조금이라도 의심되는 증상이 있으면 먼저 이비인후과를 찾아 축농증 검사를 하는 것이 좋다. 축농증이 있다면 잘 치료될 때까지는 임플란트 시술을 미루는 것이 현명하다.

임플란트를 하는 중에도 혹시 축농증이 생기지는 않는지 잘 살펴서 의심되는 증상이 있으면 반드시 확인하고 초기에 치료해야 한다. 임플란트를 하다가 축농증이 생기고, 이것이 악화되면 힘들게 심어놓은 임플란트를 제거해야 할 수도 있기 때문이다.

최근에는 가능한 한 임플란트를 보존하면서 축농증을 치료하는 방향을 추구하는데, 이 역시 축농증이 심하지 않아야 가능하다.

가습기 살균제는 버려도
가습기는 필수

　　2010년까지만 해도 거의 대부분의 의사가 겨울이면 감기나 비염, 축농증 환자에게 가습기를 사용해서 실내 습도를 관리하라고 권고했다. 특히 밤에 난방을 하면 상대습도가 급격히 떨어지므로 적정 습도를 유지하기 위해서는 가습기를 트는 것이 매우 효과적이라고 강조했다. 하지만 2011년 가습기 살균제 사건이 전국을 뒤흔들면서 더 이상 가습기 얘기를 꺼내기가 어려워졌다.

　　다시 언급하는 것조차 가슴 아프지만, 가습기 살균제의 유독 성분을 흡입한 이들이 폐가 섬유화되는 질병에 걸려 사망하거나 심각한 폐 질환을 앓은 사건이 있었다. 가습기 물에 섞어 사용하는 살균제가 호흡기에 치명적인 해를 입히는 독성 물질이었던 것이다. 가습기 살균제는 호흡기가 약한 아기나 호흡기 질환에 걸려도 약물 치료를 하기 힘든 임산부가 있는 가정에서 많이 사용했다. 그래서 영유아와 임산부 피해자가 특히 많았다.

가습기 살균제 사건은 2011년 봄, 원인 모를 폐 질환으로 사망하는 환자가 전국에서 동시다발적으로 발생하면서 공론화됐다. 처음 보는 폐 질환으로 인한 사망자가 잇따라 발생하자 이를 이상하게 여긴 한 종합병원 의료진의 요청으로 역학조사가 시작됐고, 곧 전모가 밝혀졌다. 이후 가습기 살균제가 판매 금지된 것은 물론, 이 사건에 놀란 사람들은 가습기마저 멀리하기 시작했다. 가정에서는 겨울이 돼도 더 이상 가습기를 틀지 않았다. 그해 가습기 판매량은 절반 이하로 뚝 떨어졌다.

물론 가습기가 적정 습도를 유지하기 위한 유일한 방법은 아니다. 가습기 대신 젖은 수건이나 빨래를 걸어두거나, 잎이 넓은 식물을 키우는 것도 좋다. 하지만 이런 것들은 가습 효과가 충분하지 않다. 가습기는 설정한 대로 습도를 꾸준히 유지시키기 때문에 습도 관리에 가장 효율적이다. 다만 가습기에 사용하는 물은 항상 깨끗하게 관리해야 한다. 가습기의 물탱크를 씻지 않고 오랫동안 쓰면 세균이 번식할 수 있으므로 자주 씻어서 잘 말린 뒤 사용해야 한다. 가장 좋은 방법은 밤에 가습기를 사용한 후 아침에는 물을 비우고 닦아서 말렸다가 다시 사용하는 것이다. 이런 과정의 번거로움을 해결하기 위해 물탱크 없이 생수병을 바로 꽂아 사용하는 가습기도 있다. 작은 공간이라면 이런 제품도 유용하다. 가습기의 물방울이 분무돼 나오는 곳도 물때나 먼지가 끼지 않도록 마른 수건으로 자주 닦는 것이 좋다.

가습기 살균제 사건은 다시 떠올리기도 싫을 만큼 가슴 아픈 사건이지만, 사건의 원인은 가습기가 아니라 가습기 살균제라는 것을 명심해야 한다. 버려야 할 것은 가습기 살균제이지 가습기가 아니다. 가습기는 코와 목 건강을 위해 가정에서 반드시 챙겨야 할 필수품이다.

코에 넣는 이물질,
가장 위험한 것은?

기거나 걷기 시작한 아기는 세상 모든 것이 새롭고 호기심이 샘솟는다. 신기한 물건은 손으로 만져보고 입에 넣어보기도 한다. 때로는 코에도 넣는다. 이는 사물을 탐색하는 자연스러운 방법이다. 그런데 아기 주변에는 입이나 코에 넣어도 안전한 물건보다는 위험한 것이 훨씬 더 많다. 그래서 '아기에게서 3초 이상 눈을 떼지 말라'는 말이 있을 정도다. 하지만 위험한 일은 항상 눈 깜짝할 새 일어나는 법이라 콧속에 이물질이 들어가 이비인후과나 응급실을 찾는 아기가 끊이지 않는다.

사실 아이들은 호기심을 자극하는 것이면 무엇이든 코안에 집어넣는다. 콧속에 이물질이 들어갔다며 병원에 온 아이들에게서 가장 많이 발견되는 것은 콩이나 옥수수 같은 곡물이다. 작은 구슬도 많고, 한동안 비비탄 총알도 흔히 발견됐다. 단추나 장난감 조각, 커피 원두, 스펀지, 알약도 빼놓을 수 없다.

아이들이 코에 넣은 이물질 중 가장 위험한 것은 단추형 전지다. 단추형 전지는 지름이 5~10mm 정도로 작으며 표면이 반짝반짝해 아이들의 호기심을 자극한다. 장난감이나 리모컨, 타이머 등에 많이 쓰이며, 불빛이 나는 신발이나 머리띠에도 들어간다. 아이 손이 닿기 쉬운 서랍에 여분의 전지를 뒀다가 아이가 코에 넣거나 삼키는 경우가 많다.

단추형 전지를 코에 넣거나 삼켜서 식도로 들어가면 전지 표면이 부식되면서 독성 물질이 방출돼 매우 위험하다. 코로 들어가면 비강 점막에 염증이 생겨 붓고 조직이 괴사한다. 콧속에 들어간 채 여러 날 지나면 비중격에 구멍이 생길 수도 있다. 해외에서는 단추형 전지를 입으로 삼켜서 식도가 손상되고 심각한 합병증이 발생해 사망한 사고도 있었다.

콩이나 옥수수 같은 곡물도 상당히 위험하다. 곡물은 콧속에서 수분을 흡수해 부풀어 올라 염증을 유발하고, 제거하기 위해 기구를 댔을 때 쉽게 부서져 조심해야 한다. 대부분의 이물질은 코 내시경으로 보이는 위치에서 발견되지만, 안쪽 깊숙이 들어가거나 아주 작은 조각은 내시경으로 잘 보이지 않아 CT를 찍어 찾아내기도 한다.

　이물질을 코에 넣었을 때 가장 흔하게 나타나는 증상은 콧물이다. 한쪽에서만 누런 콧물이 나오는데, 콧물이나 코에서 냄새가 난다. 이물질이 들어간 지 오래되면 콧물에 피가 섞여 나오거나 코피가 나며, 코가 막히고, 통증도 느껴진다. 열이나 기침, 전신 통증 같은 감기 증상은 없는데, 유독 한쪽 코에서 이런 증상이 나타난다면 코에 이물질이 들어갔을 가능성이 크다.

　아이가 코에 이물질을 넣는 것을 봤다면, 이물질이 작을 때는 이물질이 없는 쪽 콧구멍을 막고 세게 코를 풀면 이물질이 나올 수도 있다. 하지만 가정에서 손가락이나 면봉, 핀셋 등을 써서 꺼내려고 하는 것은 좋지 않다. 빼내려고 하다가 안쪽으로 더 밀어 넣을 수도 있고, 코 점막에 상처가 생길 수도 있기 때문이다. 특히 플라스틱 총알이나 구슬처럼 작고 동글동글한 것은 안쪽으로 들어가면 빼내기 까다롭고, 잘못해서 기도로 넘어가면 위험하므로 병원에서 제거하는 것이 안전하다.

수면을 결정하는
모닝 루틴 세 가지

'당신의 밤잠은 아침에 결정된다.'

좋은 잠은 원하는 시간에 원하는 만큼 깊고 달게 자는 잠이다. 이를 위해 낮에 커피를 안 마시고, 운동도 하고, 자기 전에 따뜻한 물로 샤워도 하고, 일찍 잠자리에 드는 등 온갖 노력을 한다. 이 모든 것은 잘 자는 데 도움을 준다. 하지만 충분하지는 않다.

잠을 잘 자려면 먼저 잠을 부르는 호르몬인 멜라토닌에 대해 제대로 알 필요가 있다. 멜라토닌이 많으면 잠이 오고, 멜라토닌이 줄어들면 잠에서 깬다. 멜라토닌의 체내 농도는 24시간을 주기로 증가와 감소를 반복하는데, 어두워지는 저녁 7~8시에 증가하기 시작해 새벽 2~4시에 최고조에 달했다가 천천히 줄어들어

낮에 최저치가 된다. 그런데 멜라토닌이 증가해야 할 시간에 충분하게 분비되지 않으면 잠을 잘 자지 못한다.

멜라토닌 분비는 두 가지 요인에 영향을 받는다. 깨어 있는 시간의 양과 햇빛이다. 깨어 있는 시간이 길면 길수록 멜라토닌이 증가해 잠이 잘 온다. 전날 평소보다 두 시간 이상 적게 자면 다음 날 잠이 빨리 오고, 반대로 더 많이 자면 잠들기 어렵다. 햇빛도 중요하다. 햇빛을 많이 쬐면 밤에 멜라토닌 분비량이 늘어나고, 햇빛이 부족하면 멜라토닌이 충분히 분비되지 않는다. 낮이 짧은 겨울에 불면증 환자가 늘어나는 것은 햇빛을 충분히 쬐지 못한 탓이 크다.

멜라토닌이 제시간에 충분히 분비되면 잠을 잘 잘 수 있다. 멜라토닌은 깨어난 후 15~16시간 뒤에 분비량이 증가하기 시작해 졸음을 유발한다. 즉, 밤 10시에 자려면 15~16시간은 깨어 있어야 하므로 아침에 6~7시에 일어나야 하고, 밤 11시에 자려면 아침 7~8시에는 일어나야 한다. 어젯밤에 늦게 자거나 잠을 설쳤더라도 오늘 일어나는 시간은 일정하게 유지해야 밤에 잘 잘 수 있다. 간밤에 잠을 못 자 낮에 참을 수 없이 졸리다면 점심 식사 후에 10~15분쯤 잠깐 눈을 붙이는 정도는 괜찮다. 하지만 이보다 오래 자면 또 다시 밤잠을 설칠 수 있다.

아침에 제시간에 일어났다면 제일 먼저 햇빛을 쬐도록 하자. 우리 뇌 안에는 멜라토닌 분비를 제어하는 생체시계가 있는데, 이 생체시계는 햇빛에 민감하게 반응한다. 아침에 일어나자마자 불을 켜서 집 안을 밝히는 것도 좋지만 실외의 햇빛이 훨씬 밝다. 흐린 날이라도 실외가 일반적인 가정집의 조명보다 2~3배는 밝다. 실외에서 햇빛을 쬐면 생체시계가 반응해 멜라토닌 분비 곡선이 확 꺾인다. 낮에 실외에서 햇빛을 많이 쬘수록 밤에 분비되는 멜라토닌은 증가해 더 깊이 잘 수 있다.

멜라토닌은 음식에도 영향을 받는다. 멜라토닌의 재료는 트립토판이라는 단백질로, 체내에서 합성되지 않는 필수 아미노산이라 음식으로 섭취해야 한다. 우유, 달걀, 치즈, 닭고기, 쇠고기, 돼지고기(살코기), 연어, 새우, 콩, 견과류 등에 많이 들어 있다. 이를 충분히 섭취하면 멜라토닌 분비에 도움이 된다.

그런데 이런 음식을 언제 먹느냐도 중요하다. 자기 전 따뜻한 우유를 한 잔 마시면 잠이 잘 온다고 하는데, 저녁보다는 아침에 먹는 것이 훨씬 효과적이다. 트립토판을 섭취한다고 해서 곧바로 멜라토닌이 증가하지는 않기 때문이다. 트립토판은 먼저 기분을 좋게 하는 호르몬인 세로토닌으로 전환되고, 이것이 다시 멜라토닌으로 전환된다. 자기 직전은 트립토판을 보충하기에 너무 늦은 시간이다. 멜라토닌의 전구물질인 세로토닌은 낮에 활발하게 분비되므로 아침에 트립토판이 풍부한 음식을 먹는 것이 가장 좋다.

지금까지 얘기한 것을 간략하게 정리해보자. 밤에 잘 자려면 첫째, 아침에 일찍 일어난다. 아침 7시 전이 가장 좋고, 늦어도 아침 8시를 넘기지 말아야 한다. 전날 잠든 시간에 상관없이 일어나는 시간은 일정해야 한다. 둘째, 아침에 깨자마자 잠자리에서 바로 일어나 햇빛을 쬔다. 해가 나지 않는 날이라도 창을 열어 바깥 공기를 마시고, 가능하면 오전에 가볍게 산책을 한다. 셋째, 아침 식사로 유제품, 계란, 육류, 콩, 견과류 등을 먹는다. 이 세 가지를 모닝 루틴으로 만들어 실천하면 분명 밤이 달라질 것이다.

'생체시계'를 활용해
잠 잘 자는 법

사람은 해가 뜨면 잠에서 깨어나 활발하게 활동하다가 밤이 되면 잠이 든다. 해외여행을 가서 갑자기 밤낮이 바뀌면 처음에는 밤에 자고 아침에 일어나는 게 힘들지만, 며칠 지나면 바뀐 밤낮에 적응해 일상을 회복한다. 이런 과정이 너무나 자연스러워서 당연하게 받아들이는데, 여기에는 숨은 메커니즘이 있다. 바로 일주기 리듬과 빛 동조 작용이다. 그리고 이를 잘 활용하면 불면증을 예방하고, 규칙적으로 잠잘 수 있다.

일주기 리듬은 약 24시간을 주기로 반복되는 생물학적 주기를 말한다. 가장 대표적인 것은 수면과 각성이고, 우리가 잘 느끼지는 못하지만 체온도 24시간을 주기로 약간 높아졌다 낮아졌다 한다. 멜라토닌이나 코르티솔 같은 호르몬도 마찬가지다. 일주기 리듬이 규칙적으로 반복되는 것은 뇌에 이를 관장하는 '생체시계'가 있기 때문이다.

생체시계는 뇌 중심부의 시상 아래쪽에 있으며, 콩알보다 작은 이것이 마치 관현악단의 지휘자처럼 인체의 일주기 리듬을 조화롭게 이끌어간다. 생체시계는 빛과 어둠에 직접적으로 영향을 받는다. 빛이 완전히 차단된 곳에 있으면 일주기는 24시간보다 길어지지만, 햇빛이 있으면 생체시계가 여기에 동조해 일주기를 24시간으로 맞춘다.

일주기 리듬과 가장 밀접하게 관련된 호르몬은 멜라토닌이다. 잠을 부르는 호르몬인 멜라토닌은 슬슬 어두워지기 시작하는 저녁 7~8시에 분비되기 시작해 밤 9~10시에 크게 증가하며, 새벽 2~4시에 최고치를 기록한 후 아침 7시경 급격히 감소한다. 낮 동안에는 거의 분비되지 않는다. 멜라토닌이 증가하기 시작한 뒤 한두 시간 지나면 잠이 오고, 멜라토닌이 감소하기 한두 시간 전에 잠에서 깬다. 멜라토닌은 햇빛이 많으면 감소하고, 햇빛이 없으면 증가한다. 해외여행을 가서 밤낮이 바뀌어도 며칠 지나면 여기에 적응해 밤에 자고 아침에 일어날 수 있는 것은 햇빛에 동조해 멜라토닌 분비량이 변하기 때문이다.

햇빛에 영향받는 생체시계를 잘 활용하면 가벼운 불면증은 충분히 좋아질 수 있다. 또한 불면증이 아니더라도 다음과 같은 방법을 꾸준히 실천하면 규칙적으로 잠을 잘 수 있을 뿐만 아니라 수면의 질도 높일 수 있다.

1. 전날 몇 시간 잤는지에 관계없이 매일 일정한 시간에 일어나고, 일어난 뒤에는 반드시 햇빛을 쬔다.

전날 잠을 못 잤다고 늦게 일어나면 밤에 다시 쉽게 잠들지 못하는 악순환이 이어진다. 아침에 규칙적으로 일어나고 일어나자마자 햇빛을 쬐면 잠이 빨리 깬다. 그래서 암막커튼을 치고 자더라도 완전히 창을 가리지 말고 살짝 열어둬 아침 햇빛이 들어오게 해야 한다. 또 흐린 날이라 하더라도 실내 조명보다 실외의 빛이 훨씬 더 밝기 때문에 가급적 햇빛을 쬐는 것이 좋다. 아침에 햇빛을 쬐는 것은 저녁에 분비되는 멜라토닌을 위해서도 중요하다. 아침 햇빛이 신호로 작용해 15시간 후에 멜라토닌이 원활하게 분비되기 때문이다.

2. 침대에서는 잠만 잔다. 15~20분 이상 잠이 오지 않으면 잠자리를 벗어나 책을 보거나 음악을 듣는 등 조용한 활동을 한다.

침대에서는 자는 것 외에 다른 일을 하지 않아야 한다. TV나 핸드폰을 보거나 책을 읽거나 전화를 하는 등 다른 일을 자주 하면 침대에 누웠을 때 이런 일들이 떠올라 잠들기 어려워진다. 다만 부부

간의 성관계는 숙면을 방해하지 않는다. 만약 침대에 누웠는데도 잠이 오지 않으면 침대를 벗어나 다른 일을 하다가 졸릴 때 다시 침대로 간다. 이때 TV나 핸드폰을 보는 것은 좋지 않다. 약간 어두운 곳에서 정적인 일이나 단순 반복적인 일을 한다.

3. 수면 효율이 85% 이하로 떨어지면 침대에 있는 시간을 매주 15~30분씩 줄인다.

수면 효율은 침대에 있는 시간 중 실제로 잠을 잔 시간이 얼마나 되는지 나타내는 것이다. '(총 수면 시간/침대에 있는 시간)X100'으로 계산한다. 만약 7시간 침대에 있었는데, 실제로 잠잔 시간이 6시간이 안된다면 침대에 있는 시간을 줄인다. 깨어 있는 상태로 침대에 오래 있으면 오히려 잠을 깊게 자지 못하게 된다. 수면 효율이 90% 이상 되면 잠자리에 있는 시간을 다시 15분씩 늘린다.

4. 매일 규칙적으로 운동하되, 잠자기 3시간 전에 운동을 마친다.

어쩌다 한 번 열심히 운동하는 것보다는 매일 40분쯤 땀이 날 정도로 운동하는 것이 좋다. 실내보다는 실외에서 햇빛을 받으면서 운동할 것을 권장한다. 또 운동 직후에는 몸이 각성 상태라 잠들기 어려우므로, 밤에는 운동하지 않는다. 잠자기 전 뜨거운 물로 목욕하는 것 역시 체온을 올려 잠드는 데 방해가 되므로 미지근한 물로 가볍게 샤워한다.

5. 침실은 어둡고 조용하며, 너무 덥지도 너무 춥지도 않게 유지한다.

잘 때 빛을 차단하기 위해 암막커튼을 사용한다면 아침에 일어나자마자 커튼을 걷어 침실에 햇빛이 들어오도록 한다. 또 시끄러운 소음은 나쁘지만 가벼운 백색소음은 잠드는 데 도움 될 수 있다.

6. 잠자기 3시간 전 식사를 마치고, 배가 고프면 과일이나 가벼운 간식으로 공복을 피한다.

잠자기 전에는 너무 배부른 것도, 너무 배고픈 것도 좋지 않다. 야식은 먹지 않는다. 또한 자기 전에 음료수나 수분이 많은 과일을 먹으면 화장실에 가느라 잠이 깰 수 있으므로 이 역시 피한다.

7. 아침 식사로 트립토판이 풍부한 우유, 달걀, 치즈, 육류, 연어, 새우, 콩, 견과류 등을 먹는다.

잠을 부르는 호르몬인 멜라토닌은 트립토판을 재료로 해서 합성되기 때문에 트립토판이 풍부한 음식을 충분히 섭취하면 도움이 된다. 다만 트립토판이 곧바로 멜라토닌으로 만들어지는 것이 아니라, 낮에 세로토닌으로 전환된 뒤 이것이 다시 멜라토닌으로 전환된다는 것을 알아야 한다. 따라서 자기 전에 먹으면 별 도움이 안 된다. 아침에 먹는 것이 가장 효과적이다.

8. 카페인이나 술은 잠을 방해하므로 되도록 피한다.

술은 빠르게 잠들게 하지만 중간에 자주 깨게 하므로 마시지 않는다. 카페인 역시 잠을 방해한다. 커피뿐만 아니라 홍차, 녹차, 콜라, 초콜릿에도 카페인이 들어 있으므로 오후 3시 이후에는 이런 것들을 먹지 않는다.

9. 전날 잠을 못 자 낮에 심하게 졸리다면 15분 정도 짧게 낮잠을 잔다.

밤에 잘 자려면 낮잠을 자지 않아야 하지만, 참을 수 없이 졸리다면 짧게 자되, 30분을 넘겨서는 안 된다.

10. 자다가 깨더라도 시계를 보지 않는다.

잠을 잘 자지 못하는 사람은 자다가 깨면 시계부터 보는 경향이 있는데, 이렇게 하면 '잠을 못 잤다'는 걱정 때문에 더 잠을 못 자게 된다. 중간에 깨더라도 시계를 보지 않는 것이 좋다.

스마트폰의 수면 앱, 어떻게 활용할까

수면센터에서 진료하다 보면 수면 애플리케이션을 사용하는 환자가 많아진 것을 체감한다. 환자는 수면 앱에 기록된 수면 데이터를 보여주면서, 뭔가 문제가 있어 보이기는 한데 문제가 과연 무엇인지, 그리고 데이터를 믿어도 되는지 궁금해한다. 수면 분석 앱의 결과 값이 무엇을 의미하는지, 또 데이터가 믿을 만한지, 어떻게 활용하는 것이 좋은지 등 궁금증을 하나하나 풀어보자.

수면 분석 앱이 기록하고 분석하는 정보는 앱마다 약간 다르지만, 공통적으로 총 수면 시간, 수면 효율, 깊은 수면과 얕은 수면, 렘수면, 코골이 소음 등을 다루며, 스마트워치 같은 웨어러블 기기를 사용하면 혈중 산소포화도도 알 수 있다.

가장 먼저 눈에 띄는 것은 총 수면 시간이다. 이는 실제로 잠을 잔 시간을 말한다. 잠자리에 누웠다고 해서 바로 잠드는 것은 아니다. 자다가 깨기도 한다. 그래서 잠자리에 있던 시간에서 잠들기 전까지 시간, 수면 중 각성 시간, 아침에 깬 후 잠자리에 있던 시간을 제외한 것이 총 수면 시간이다. 대개 총 수면 시간과 잠자리에 있던 시간으로 수면 효율을 계산한다. 총 수면 시간을 잠자리에 있던 시간으로 나눠 100을 곱한 것이 수면 효율이다.

총 수면 시간은 건강한 성인의 경우 일반적으로 7~8시간이 적절하지만 개인차가 크다. 이보다 적게 자도 충분한 사람이 있는가 하면, 이만큼 자고도 잠이 부족할 수도 있다. 수면 효율은 불면증이나 코골이, 수면무호흡증 등 수면 질환이 있으면 낮게 나온다. 불면증은 말 그대로 잠자리에 있어도 잠을 못 자는 것이기 때문에 수면 효율이 떨어진다. 코골이나 수면무호흡증은 자다가 자주 깨서 수면 효율이 낮게 나타날 수 있다. 수면무호흡증은 불면증을 동반하는 비율이 상당히 높은데, 이 경우 수면 효율은 더 떨어진다.

수면 효율과 함께 고려해야 하는 것은 수면의 질이다. 수면의 질을 짐작해볼 수 있는 데이터는 얕은 수면과 깊은 수면, 렘수면 시간이다. 총 수면 시간 중 깊은 수면 시간이 길수록 단잠을 잤다고 할 수 있다.

얕은 수면은 잠들기 시작해 깊은 수면에 이르기 전까지의 잠이며, 깊은 수면은 뇌파가 가장 고요해지는 단계다. 깊은 수면을 지나면 렘수면 단계로 넘어가는데, 자면서 눈동자가 빠르게 움직이는 상태로, 이때 꿈을 꾼다. 깊은 수면 단계에서는 하루 동안 쌓인 신체적 피로가 회복되고, 렘수면 단계에서는 정신적인 회복이 이루어진다. 얕은 수면-깊은 수면-렘수면이 하나의 주기를 이루며, 이 주기가 밤새 4~6회 반복된다.

스마트워치 같은 웨어러블 기기를 착용하면 혈중 산소포화도도 알 수 있다. 혈중 산소포화도는 혈액 중 산소량이 얼마나 되는지 보여주는 지표로, 정상 수치는 95~100%다. 수면무호흡증이면 혈중 산소포화도가 이보다 낮아진다.

그런데 수면 앱으로 측정한 데이터가 과연 믿을 만할까. 이와 관련해 참고할 만한 연구 결과가 있다. 한 대학병원에서 수면다원검사를 하면서 수면 앱을 같이 사용해 결과를 비교해봤더니, 총 수면 시간은 상당히 정확했으나 수면 단계 분석은 기대에 미치지 못하는 것으로 나타났다.

수면 앱의 분석 결과를 수면다원검사 결과와 비교했을 때, 수면 중 잠이 깬 시간, 즉 각성 시간과 얕은 수면은 실제보다 짧게 나온 반면, 깊은 수면은 실제보다 길게 나왔다. 실제보다 수면의 질이 좋게 나타난 것이다. 이런 결과는 수면 단계를 측정하는 방식의 차이에 기인한다.

수면다원검사는 수면 단계를 분석할 때 뇌파의 변화를 기준으로 삼는다. 머리에 전극을 부착해 뇌파를 관찰함으로써 수면 단계를 구분하는데, 이것이 가장 정확한 방식이다. 이에 비해 수면 앱은 몸의 움직임에 따라 얕은 수면과 깊은 수면, 각성을 파악한다. 그래서 얕은 수면 단계임에도 불구하고 뒤척임이 없으면 깊은 수면으로 인식한다. 그래서 대부분 깊은 수면이 실제보다 훨씬 더 길게 측정된다.

성인의 일반적인 렘수면은 총 수면 시간 중 20~25% 정도고, 깊은 수면은 13~23% 정도며, 나머지는 얕은 수면이다. 7시간 잠을 잤을 때 깊은 수면은 대략 60~100분 정도이고, 수면의 첫 1/3 시간 동안 가장 많이 나타나며, 아침으로 갈수록 깊은 수면은 줄고 렘수면이 늘어난다. 그런데 수면 앱으로 수면 단계를 분석한 결과를 보면 깊은 수면이 대개 수백 분으로, 수면다원검사 결과보다 몇 배 이상 많게 나온다.

수면 앱은 코골이 소리를 녹음해 소리가 얼마나 큰지, 코를 곤 시간은 얼마나 되는지도 기록한다. 코골이 소리는 핸드폰의 위치에 따라 측정값이 달라지므로 사용자 가까이에 둘수록 더 정확하다. 다만 코골이 외에 다른 소음을 코골이로 인식하는 경우가 종종 있으나, 기술이 발전하면서 점점 더 정확해지고 있다.

핸드폰에는 없고 스마트워치에만 있는 기능으로 혈중 산소포화도 측정이 있다. 스마트워치는 병원에서 쓰는 산소포화도 측정기와 같은 방식으로 산소포화도를 측정한다. 스마트워치가 혈관에 LED를 쏜 뒤 반사되는 빛의 양을 센서로 측정해 혈중 산소포화도를 재는 것이다. 이 기술을 '광혈류측정(Photoplethysmogram, PPG)'이라고 부른다. 단, 스마트워치가 혈관 바로 위에 있지 않거나 느슨하게 착용하면 오류가 발생해 수면 중 혈중 산소포화도가 비정상적으로 낮게 나오는 경우가 종종 있다. 스마트워치를 제대로 착용하고 잠을 잤는데 혈중 산소포화도가 지속적으로 95% 아래로 나타난다면 잠자는 동안 무호흡이나 저호흡이 있는 것으로 의심할 수 있다.

지금까지 살펴본 것처럼 수면 분석 앱의 데이터를 완전히 신뢰하기는 어렵지만 참고용으로 사용할 수는 있다. 매일매일 나오는 숫자 자체에 큰 의미를 두기보다는 적어도 일주일 이상 사용하면서 수면의 양과 질이 어떻게 변하는지 추이를 살펴보는 것이 좋다.

그 결과 수면 시간이 불규칙하거나 수면 효율이 떨어지는 것으로 나타나면 수면 습관에 문제가 있는 것은 아닌지 되짚어보고, 수면 습관을 바로잡는 계기로 삼을 수 있다. 또 코골이나 수면 중 각성이 증가하거나, 혈중 산소포화도가 95% 아래로 떨어지는 날이 많으면 코골이나 수면무호흡증이 아닌지 검사해볼 필요가 있다.

코가 뚫리면 —인생도— —뚫린다—

펴낸날 초판 1쇄 2024년 1월 5일 | 초판 2쇄 2024년 1월 20일

지은이 이상덕

펴낸이 임호준
출판 팀장 정영주
책임 편집 김경애 | **편집** 김은정 조유진
디자인 김지혜 | **마케팅** 길보민 정서진
경영지원 박석호 유태호 신혜지 최단비 김현빈

인쇄 (주)상식문화

펴낸곳 비타북스 | **발행처** (주)헬스조선 | **출판등록** 제2-4324호 2006년 1월 12일
주소 서울특별시 중구 세종대로 21길 30 | **전화** (02) 724-7637 | **팩스** (02) 722-9339
인스타그램 @vitabooks_official | **포스트** post.naver.com/vita_books | **블로그** blog.naver.com/vita_books

ISBN 979-11-5846-406-6 13510

비타북스는 독자 여러분의 책에 대한 아이디어와 원고 투고를 기다리고 있습니다.
책 출간을 원하시는 분은 이메일 vbook@chosun.com으로 간단한 개요와 취지, 연락처 등을 보내주세요.

비타북스 는 건강한 몸과 아름다운 삶을 생각하는 (주)헬스조선의 출판 브랜드입니다.